U0197330

前列腺癌患者教育手册

Educational Reading Book for Prostate Cancer Patients

北京市科学技术委员会科普专项经费资助

前列腺癌患者教育手册

Educational Reading Book for Prostate Cancer Patients

主　编　徐　涛

副主编　顿耀军　金　彦

编　委　（按姓氏笔画顺序）

于路平　王　强　叶雄俊　刘士军

杜依青　李　清　杨　波　金　彦

秦彩朋　顿耀军　徐　涛　殷华奇

盛正祚

北京大学医学出版社

QIANLIEXIAN AI HUANZHE JIAOYU SHOUCE

图书在版编目（CIP）数据

前列腺癌患者教育手册/徐涛主编. —北
京：北京大学医学出版社，2017.4
ISBN 978-7-5659-1535-2

Ⅰ. ①前… Ⅱ. ①徐… Ⅲ. ①前列腺疾病—
癌—诊疗—手册 Ⅳ. ①R737.25-62

中国版本图书馆 CIP 数据核字（2017）第 001927 号

前列腺癌患者教育手册

主　　编：徐　涛
出版发行：北京大学医学出版社
地　　址：(100191) 北京市海淀区学院路 38 号　北京大学医学部院内
电　　话：发行部 010-82802230；图书邮购 010-82802495
网　　址：http://www.pumpress.com.cn
E - mail：booksale@bjmu.edu.cn
印　　刷：北京佳信达欣艺术印刷有限公司
经　　销：新华书店
责任编辑：高　瑾　武翔靓　　**责任校对**：金彤文　　**责任印制**：李　啸
开　　本：710mm×1000mm　1/16　**印张**：11.25　　**字数**：190 千字
版　　次：2017 年 4 月第 1 版　　2017 年 4 月第 1 次印刷
书　　号：ISBN 978-7-5659-1535-2
定　　价：58.00 元

本书由
北京大学医学科学出版基金
资助出版

了解，为了不再恐惧
——写在前面的话

人的恐慌，大抵来自未知。每当疾病来袭，身体往往最先收到反馈，但作为病体的主人，患者往往对疾病一无所知。这种感觉，就像有人暗中放箭，自己背后受敌，恐惧、焦躁都奔涌袭来——"好好的人，怎么就病倒了？"

无论是家人，抑或自己，走到求医这一步，都图问个明白。但在医患信息不对称的现实尴尬下，医生用极其有限的门诊时间对患者做透彻的疾病解读，几乎是天方夜谭。

对患者来说，正确的疾病知识了解得越少，"试错"的成本也就越高，而生命只有一次，给我们"试错"的机会并不多。对病友来说，了解一些疾病的基础知识对疾病的治疗和康复有着非常重要的意义。了解，不仅意味着免除恐慌、正确了解疾病本身，更意味着选择的空间更大，以及求得更好治疗方式的机会。因此，把这些"病友们想迫切了解的问题"倾囊相授，做一本体贴、有温度的科普书，成为伴随大家左右的无言良医——这就成了这本书诞生的缘起。

前列腺是男性最大的附属性腺，对男性来说有着重要的生理功能。而前列腺癌，作为危害男性生命健康的恶性肿瘤疾病，其发病率也屡次成为欧美地区的男性恶性肿瘤之最。近年来，随着人民生活水平的提高、生活方式的改变，我国前列腺癌的发病率呈现逐年上升的趋势，而且增长比欧美更为迅速。

据统计，中国前列腺癌的发病率在近 20 年间增长超过 10 倍。前列腺癌从一种罕见肿瘤一跃成为男性恶性肿瘤里第 6 位的常见肿瘤。前列腺癌正越来越威胁中国人的健康，迫切需要引起全社会的关注。

大多数前列腺癌患者年龄较大，本身身体素质不佳。而儿女们出于孝心，总是刻意向父亲隐瞒病情，殊不知这样的善意，带来的往往不是平静和坦然，而是让患者有如陷入未知的黑洞。拒绝了解，意味着对病情的疏忽大意，以及在选择治疗措施时的盲目和草率，甚至会造成延误病情、影响预后的后果。

通过科学治疗，前列腺癌的发展可以得到控制。然而，对于大部分病友来说，晦涩艰深的医学大部头并不适合阅读。尽管互联网的方便快捷使信息唾手可得，但同时由于信息鱼龙混杂、真假难辨，不少病友轻信了网络上错误的指导和建议，对自身健康管理十分不利。

因此，为了免除人们因为不了解疾病而带来的恐慌，帮助人们厘清前列腺癌相关知识，提高男性朋友对前列腺及前列腺癌的关注和认识，北京大学人民医院泌尿外科临床专家一起撰写了这本《前列腺癌患者教育手册》。本书除了介绍前列腺相关健康知识外，对前列腺癌病友所遭遇的与疾病相关的方方面面的困扰一一进行了深入浅出的解答。本书创作特点是以问题为导向，在解答患者关注的各种问题的同时普及现代医学的有关共识。编写风格是用言简意赅的文字，配上清晰的图表，以便使普通人理解起来更加轻松。

"生活充满无数的挑战，唯有那些我们能够承受和掌控的挑战，才不会使我们心生恐惧"。没有一个人可以扭转生老病死的生命过程，但只有对自己的身体及其潜藏疾病的更加了解，我们才能规避更多生命中突如其来的危险，令我们活得更加坦然和自信。

鉴于有关前列腺的基础和临床研究的不断进展，在阅读本书的同时，希望患者与专业医生保持联系，积极了解疾病诊疗领域的相关进展，相信会对自身病情的控制乃至康复有所帮助。

徐　涛

目录

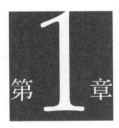

第1章

揭秘前列腺

关键问题

★ 前列腺位于人体的哪个部位？

★ 为什么医生可以通过直肠指检触摸到前列腺并判断病情？

★ 正常前列腺的大小是怎样的？

★ 正常前列腺分几个部分？

★ 前列腺的生理功能有什么？

★ 男性生殖系统的构成是什么？

★ 前列腺的生长由什么因素决定？

★ 精液是由什么组成的？

前列腺长在哪个部位？

大家都知道乳腺有哺乳的功能，胃肠有消化食物的功能，心脏有输送全身血液的功能，肺有呼吸功能，膀胱有储存尿液的功能，阴茎能排尿和性交，睾丸能产生精子和雄激素……然而问到前列腺都有什么功能，可能就不是那么容易回答了。

对于许多人来说，前列腺是一个相当神秘的器官。其实，它也像心脏、肺一样，有自身的结构特点和与它的结构相适应的功能，并不神秘。在本书开头，我们首先来揭秘前列腺。

前列腺位于人体的哪个部位？

如图 1-1 所示，前列腺位于膀胱下方，看起来非常小（实际大小近似一枚板栗）。它围绕着尿道的起始部，前方为耻骨联合（男性朋友可以自己触摸身体，平躺时阴茎上方的骨性结构即为耻骨联合），后方则是直肠。此外，前列腺几乎位于阴茎根部。基于这个生理结构特点，就不难理解为什么当男性在进行骑车或骑马运动时，前列腺很容易与所骑物体接触而摩擦，从而充血、产生炎症了。

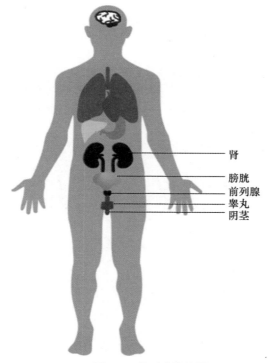

图 1-1　前列腺的位置

肾
膀胱
前列腺
睾丸
阴茎

💜 **为什么医生可以通过直肠指检触摸到前列腺并判断病情?**

　　如图 1-2 所示,前列腺的后方就是直肠,两者可以说得上是"邻居"。因此,医生通过直肠指检进行检查时,可以大致判断前列腺的大小、形状、硬度,有无结

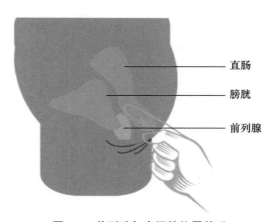

直肠
膀胱
前列腺

图 1-2　前列腺与直肠的位置关系

节、触痛、波动感，以及正中沟的情况等。

正常前列腺是什么样子的?

💜 正常前列腺的大小是怎样的?

正常成年人的前列腺形似倒置的栗子，位于耻骨联合后、膀胱和尿生殖膈之间，大小约为 4.1 厘米（单位符号：cm）×2.6 cm×2.5 cm，质量约为 18.9 克（单位符号：g）。前列腺的重量在 30 岁前明显增长，30 岁后增长缓慢。

💜 正常前列腺分几个部分?

McNeal 将前列腺分为位于尿道前方的纤维肌肉间质和位于尿道后方的固有腺体区两大部分，固有腺体区又可分为外周带、中央带、移行带及尿道周围腺区（如图 1-3 所示）。

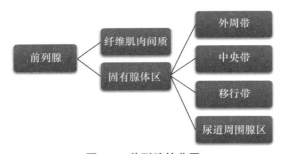

图 1-3　前列腺的分区

★ **纤维肌肉间质**　约占前列腺体积的 1/3，呈半环形包裹尿道前方和侧方。

★ **固有腺体区**　外周带体积最大，其次为中央带，移行带最小；中央带外形像一个楔子，位于近端尿道的后方并包绕射精管；外周带外形呈马蹄状，位于中央带的两侧后面和下方，并向下包绕整个精阜以下的尿道后部。

前列腺有哪些功能？

前列腺的生理功能有什么？

如图 1-4 所示，前列腺的生理功能可主要概括为以下 4 个方面：

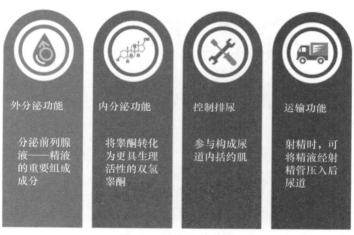

外分泌功能

分泌前列腺液——精液的重要组成成分

内分泌功能

将睾酮转化为更具生理活性的双氢睾酮

控制排尿

参与构成尿道内括约肌

运输功能

射精时，可将精液经射精管压入后尿道

图 1-4　前列腺的功能

★ 功能一：外分泌功能

前列腺是男性最大的附属性腺，也属于人体外分泌腺之一，它能够分泌前列腺液。前列腺液是精液的重要组成成分，对精子发挥正常功能具有重要作用，对实现生育功能非常重要。前列腺液的分泌受雄激素的调控。

★ 功能二：内分泌功能

前列腺内含有丰富的 5α- 还原酶，可将睾酮转化为更具生理活性的双氢睾酮。双氢睾酮在良性前列腺增生症发病过程中的致病作用不可忽视。一般随着年龄增长，前列腺的体积也会逐渐增大，可能压迫尿道，使患者出现尿频、排尿困难等症状，即典型的良性前列腺增生症的表现；而且，用专门的药物减少双氢睾酮的产生，可使增生的前列腺组织萎缩。

★ 功能三：控制排尿

如图 1-5 所示。前列腺包绕尿道，与膀胱颈贴近，构成了近端尿道壁，其环状平滑肌纤维围绕尿道前列腺部，参与构成尿道内括约肌。发生排尿冲动时，伴随着逼尿肌的收缩，内括约肌则松弛，使排尿顺利进行。

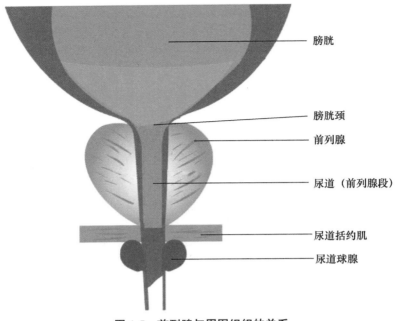

图 1-5　前列腺与周围组织的关系

膀胱

膀胱颈

前列腺

尿道（前列腺段）

尿道括约肌

尿道球腺

> ★ **功能四：运输功能**
>
> 　　前列腺实质内有尿道和 2 条射精管穿过。当射精时，前列腺和精囊腺的肌肉收缩，可将输精管和精囊腺中的内容物经射精管压入后尿道，进而排出体外。

正常男性还要具备哪些生理条件？

男性生殖系统的构成是什么？

　　如图 1-6 所示，男性的生殖系统可以分为外生殖器和内生殖器。内生殖器由生殖腺（睾丸）、输精管道（附睾、输精管、射精管和尿道）和附属腺（精囊腺、前列腺和尿道球腺）组成；外生殖器包括阴囊和阴茎。

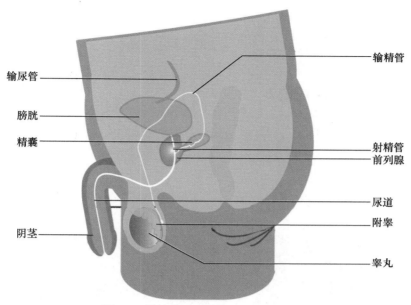

图 1-6　男性生殖系统的构成（示意图）

输精管
输尿管
膀胱
精囊
射精管
前列腺
尿道
附睾
阴茎
睾丸

💜 前列腺的生长由什么因素决定?

　　我国著名泌尿外科专家吴阶平院士曾调查了 26 位清末宦官（太监）老人，发现大多数人的前列腺已经萎缩；这表明前列腺的发育离不开睾丸产生的雄激素。前列腺的生长主要由睾酮控制。如图 1-7 所示，睾酮是血液循环中最主要的雄激素，90% 由睾丸产生，还有少部分由肾上腺产生（肾上腺是一个位于肾上方的内分泌腺

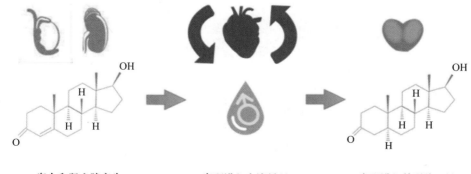

睾丸和肾上腺产生睾酮

睾酮进入血液循环

睾酮进入前列腺，经 5α-还原酶作用，产生双氢睾酮，促进前列腺组织生长发育

图 1-7　睾酮与前列腺

体）。睾酮产生出来以后进入血液循环中，再进入前列腺组织，经 5 α - 还原酶作用，产生双氢睾酮，促进前列腺组织的发育与生长。

💜 精液是由什么组成的？

如图 1-8 所示。健康成年人的射精量为 2 ～ 6 毫升（单位符号：ml），平均为 3 ml。正常精液是一种黏稠的液体混合物，由精子和精浆组成。

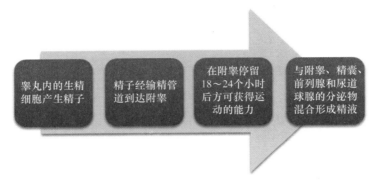

图 1-8　精液形成的过程

★ **精浆**　主要是前列腺、精囊腺和尿道球腺等附属腺体分泌的混合液，还包括少量睾丸液、附睾液等，其中前列腺液约占射出精液量的 1/10 ～ 1/3。

★ **精子**　占射精量的不到 1%，平均 1 ml 中有 1 亿个精子。

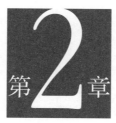

第2章

认识前列腺癌

关键问题

癌都是不治之症吗？

癌是什么？

正常人体是由一个个细胞组成的。细胞是人体最基本的单位。如果把人体比作一间房子，那么细胞就是砖块。很多细胞可以进行增殖，产生新的细胞，当人体组织有损伤时，也能通过细胞增殖来进行修复；细胞在存活一定时间后，便会自我消亡，以便让新产生的细胞"替补"上来。

细胞增殖、消亡的过程是由特定的基因进行调控的，当这些基因出现某些异常时，细胞会增殖得更快，却消亡得更慢，于是会出现大量、无序的生长，形成恶性肿瘤，即我们所俗称的"癌"（如图 2-1 所示）。癌的英文是 cancer，这个单词还有一个意思是"螃蟹"，这恰恰说明人们对于癌的认识：恶性肿瘤通常有一个坚实的中心，然后向周围伸出一些分支，就像螃蟹的形状。简单地说，癌与我们常说的良性肿瘤最大的不同点是，癌往往可以发生恶性增殖，而后向周围组织和器官转移、扩散。

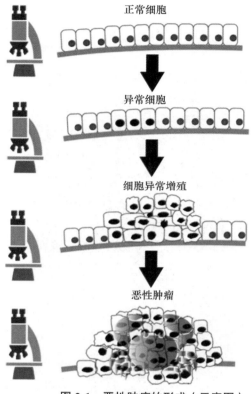

正常细胞

异常细胞

细胞异常增殖

恶性肿瘤

图 2-1　恶性肿瘤的形成（示意图）

💜 得了癌就意味着生命即将终结吗？

临床工作中，很多患者得知自己罹患癌症都如五雷轰顶，就像突然被判了"死刑"的无辜者一样。患者此时内心极度恐惧、不安，不知所措。因此，不难理解，作为医生，向患者传达他／她患上了恶性肿瘤这个消息，是一个多么需要沟通技巧和行医艺术的过程。然而，现实中经常见到的是，即便医生采取最温和、最具鼓励性的话语，许多患者和家属还是无法接受这个消息，甚至一听说是癌症就消极就医。很难说这是一个非常负责任的态度，因为确实太悲观、消极了。

其实，"癌"只是一个生物学概念。任何细胞出现大量无序的生长，所形成的疾病都可以称为癌。大家往往都谈"癌"色变，这是一个误区。诚然有一些癌恶性程度极高，发现之后几乎难以治愈，面临很高的死亡风险，例如胰腺癌；但也有一些癌的预后（可将"预后"一词理解为一种病在治疗得当的情况下的结果）是相当乐观的，几乎可以认为这些疾病是良性疾病，例如甲状腺乳头状癌。

此外，每种癌确诊之后，都会有相应的分期，这也会影响患者将来的结局。到了科学高速发展的今天，我们有理由相信：癌症不是"不治之症"！

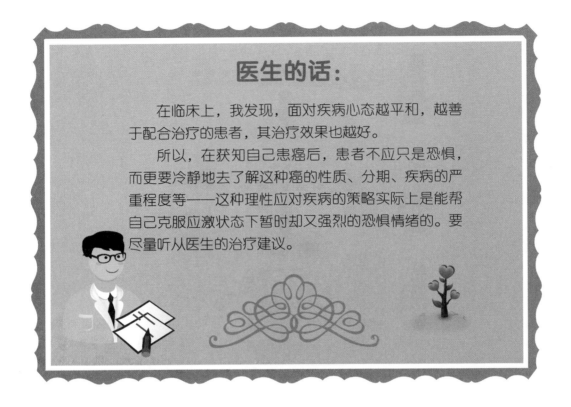

前列腺癌是否严重程度不一？

前列腺癌有哪些分类？

★ 组织学前列腺癌

前列腺由实质部分和间质部分组成。而实质部分由大量的腺泡上皮细胞构成。当腺泡上皮细胞因为各种基因上的异常，出现大量无序的生长时，便会产生前列腺癌。这个时候患者往往不会有任何症状，体检或者做磁共振成像（Magnetic Resonance Imaging，MRI）也不能发现癌变，这个阶段的前列腺癌只能称为"组织学前列腺癌"。

★ 临床前列腺癌

　　随着年龄的增长和各种不利因素的刺激，组织学前列腺癌会不断发展，逐渐产生症状，就会成为威胁人体健康的"临床前列腺癌"。

★ 前列腺癌的其他分类

　　前列腺最表面是一层前列腺包膜，根据癌组织是否突破这层包膜，我们把前列腺癌分为局限前列腺癌和进展性前列腺癌，前者是还没有突破前列腺包膜的前列腺癌，后者是已经突破前列腺包膜的前列腺癌。这两种情况的治疗方式不同，将来的结局也不同，本书会有专门的章节讲解这一部分内容。

前列腺癌的恶化是阶段性的吗？

　　如图 2-2 所示，前列腺癌往往遵循以下进展顺序。

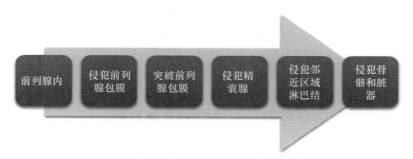

图 2-2　前列腺癌的一般发展规律

前列腺癌是否为罕见的癌症？

国外患前列腺癌的人多不多？

　　在不同的种族和区域之间，前列腺癌的发病率有很大的差异。目前澳大利亚、新西兰、加勒比海及斯堪的纳维亚地区发病率较高，而亚洲及北非地区发病率较低。从世界范围来讲，前列腺癌在男性所有恶性肿瘤中高居第二位；而在欧美地区的男性中，前列腺癌的发病率早就跃居恶性肿瘤之首。2013 年，美国前列腺癌新发病例为 24 万人左右，占男性所有恶性肿瘤的 28%。

💜 我国患前列腺癌的人有多少？

当然，大家更关注的自然是亚洲、中国的相关数据。亚洲国家前列腺癌的发病率远低于欧美国家。但可能基于人民生活水平的提高、生活方式的改变，近年来前列腺癌的发病率呈现逐年上升趋势，而且增长比欧美发达国家更为迅速。

根据全国肿瘤防治研究办公室 / 全国肿瘤登记中心收集全国 30 个登记处的数据显示，1993—1997 年我国的前列腺癌发生率为 3.09/10 万人，1998—2002 年为 4.36/10 万人，2009 年已经达到 9.92/10 万人。2013 年发病人数 8.14 万，比 1990 年增加 6.76 万。从 2008 年起，前列腺癌成为泌尿系统肿瘤（包括前列腺癌、肾癌、肾盂癌、输尿管癌和膀胱癌）中发病率仅次于膀胱癌的肿瘤。

最新的统计数据显示，北京市每年新增前列腺癌患者 1000 多人，男性前列腺癌的发病率由 2003 年的 7.89/10 万上升到 2012 年的 19.21/10 万。上海市市区前列腺癌发生率从 2.6/10 万人（1989 年），上升到 32.23/10 万人（2012 年），20 年间前列腺癌发病率增加约 12 倍。由此看来，前列腺癌正越来越威胁人们的健康，迫切地需要引起全社会的关注。

💜 哪个年龄段更需要警惕前列腺癌的危险？

前列腺癌多发生于老年男性，新增患者的中位年龄为 72 岁，高峰年龄为 75 ～ 79 岁。在我国，小于 60 岁的男性前列腺癌发病率较低，超过 60 岁则发病率明显增长。在美国，70% 以上的前列腺癌患者年龄都超过 65 岁，50 岁以下的患者很少见，但是在大于 50 岁的患者中，本病的发生率和死亡率呈指数增长。

前列腺癌通常有哪些症状？

💜 通过症状能够早期发现前列腺癌吗？

症状是指疾病过程中体内的一系列功能、代谢和形态结构异常变化所引起的患者主观上的异常感觉或某些客观病态改变。前列腺癌的起病比较隐匿，所以早期前列腺癌可无任何预兆症状，仅仅是体检时发现前列腺特异性抗原（Prostate Specific Antigen，PSA）升高或直肠指检发现前列腺有异常。一旦出现症状（如图2-3所示），常属较晚期的进展性前列腺癌。

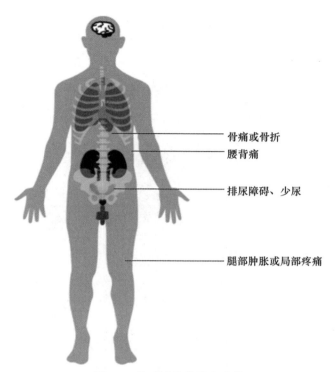

图 2-3　前列腺癌的常见症状

前列腺癌的典型症状有哪些？

★ **排尿障碍**

　　表现为下尿路症状（进行性排尿困难、尿频、尿急、尿痛、排尿不尽等），其原因是前列腺的肿瘤局部进行性增大，压迫其包绕的前列腺段尿道。

★ **腿部肿胀或局部疼痛**

　　患者可以出现腿部肿胀或局部疼痛。腿部肿胀可能是因为已经发生淋巴结转移，淋巴结肿大压迫血管或者造成淋巴管堵塞，使得下肢的血液和淋巴液回流不畅；腿部局部疼痛可能是因为癌灶侵犯局部的神经，出现疼痛。

★ **骨痛或骨折**

可能是因为前列腺癌已经转移到骨，还可能因为前列腺癌发生脊柱转移，导致脊柱骨折，甚至出现瘫痪。

★ **少尿、腰背痛等**

患者可以出现少尿、腰背痛、恶心、呕吐，可能是因为这时前列腺癌已经侵犯了膀胱底部或者盆腔淋巴结广泛转移，引起输尿管梗阻，造成肾积水，使得肾功能减退。此外，患者还可以出现疲劳、体重减轻、全身疼痛等，这可能已经是晚期进展性前列腺癌。

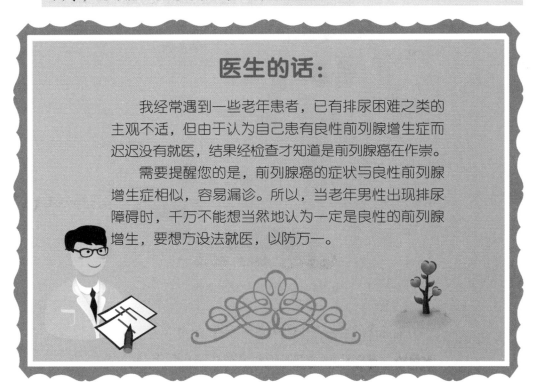

医生的话：

我经常遇到一些老年患者，已有排尿困难之类的主观不适，但由于认为自己患有良性前列腺增生症而迟迟没有就医，结果经检查才知道是前列腺癌在作祟。

需要提醒您的是，前列腺癌的症状与良性前列腺增生症相似，容易漏诊。所以，当老年男性出现排尿障碍时，千万不能想当然地认为一定是良性的前列腺增生，要想方设法就医，以防万一。

🫐 良性前列腺增生症会发展为前列腺癌吗？

良性前列腺增生症一般不会发展成前列腺癌，这两种疾病发生在前列腺的不同区域。良性前列腺增生症多发生于围绕尿道的移行带，而前列腺癌多发生于前列腺的外周带。但需要注意的是，很多患者同时患有这两种疾病。

现在医治前列腺癌的水平如何？

前列腺癌目前的诊断水平如何？

尽管发展了一百多年，前列腺癌诊断的金标准依然没有变化，即前列腺穿刺活检术穿刺出的组织经病理检查发现癌细胞。此外，通用的辅助检查手段还有：PSA 检测、经直肠前列腺超声、前列腺 MRI/ 计算机断层显像（CT）等。关于前列腺穿刺途径，目前比较普及的是经直肠超声引导下的前列腺穿刺，但在欧美等发达国家，由于对患者的创伤小且准确性高，MRI 引导下的前列腺穿刺也逐渐推广开来。不过，由于经济水平所限，MRI 引导下穿刺技术在我国仅有少部分单位开展。

此外，为了进一步提高前列腺癌早期诊断的准确性，越来越多新的检测手段和方法，如前列腺健康指数（PHI）、尿前列腺癌抗原 3（PCA3）评分，也被应用到临床上，且得到了广泛认可。

前列腺癌目前的治疗水平如何？

对于局限前列腺癌，目前指南推荐的治疗主要有主动监测、根治性前列腺切除术和放射治疗三种手段。但在亚洲地区，因为多方面的原因，内分泌治疗在局限前列腺癌的治疗中也占据了相当大的比例。而关于冷冻治疗和高能聚焦超声治疗在早期前列腺癌的应用研究也逐渐兴起。

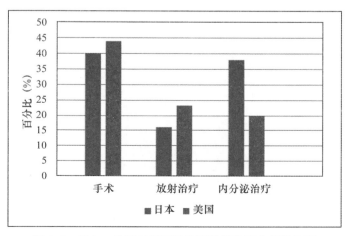

图 2-4　日本、美国对于局限前列腺癌治疗方式的选择

在中晚期前列腺癌治疗方面，手术和放射治疗除了能应对小部分符合条件的患者之外，对大部分患者还都显得束手无策，而这时内分泌治疗便发挥出其绝佳优势。虽然对于中晚期前列腺癌，内分泌治疗尚不能达到理想的疗效，但在延长患者寿命、改善生活质量上的价值还是肯定的。在前列腺癌的治疗上，去势抵抗性前列腺癌（CRPC）也一直是医学家们久攻不破的堡垒，但在斗争的过程中，医学家们也积累了越来越多的经验，很多药物或者疗法（包括各种新的化疗方案、雄激素合成抑制剂醋酸阿比特龙、前列腺癌疫苗 Sipuleucel-T、放射性元素镭 -233）都被证明对一部分 CRPC 患者有效，尽管这效果并未带给人们太大的惊喜。

💜 前列腺癌诊疗领域还有哪些亟待探究的问题？

2015 年 12 月，《自然》杂志发布了前列腺癌专题，通过一系列文章全面介绍了前列腺癌研究、诊断和治疗的现状和发展前景，并提出了该领域中目前亟待进一步探究的四类问题：

> ★ 什么原因导致前列腺癌（包括如何预防，还有哪些危险因素）？
>
> ★ PSA 筛查足够有效吗？
>
> ★ 手术切除前列腺癌或放射治疗是安全的吗？
>
> ★ 晚期前列腺癌如何处理（包括如何延长生存期、还有哪些有应用潜力的治疗药物）？

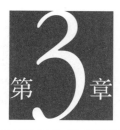

第3章

前列腺癌的患病风险

关键问题

★ 前列腺癌的病因是什么？
★ 年龄越大的人患前列腺癌风险越高吗？
★ 患前列腺癌跟遗传有关吗？
★ 不同人种患前列腺癌的风险一样吗？
★ 目前医学界所公认的前列腺癌危险因素有哪些？
★ 从事哪些职业更容易患前列腺癌？
★ 前列腺癌与吸烟有关吗？
★ 前列腺癌与饮酒有关吗？
★ 前列腺癌的发生与性行为有关吗？
★ 目前肥胖的评价标准是什么？
★ 肥胖是否是前列腺癌的危险因素？
★ 为什么肥胖可以促进前列腺癌的发生？
★ 什么是氧化反应？什么是氧自由基？
★ 为什么氧自由基可以促进癌症的发生？
★ 患前列腺癌与饮食有关吗？
★ 饮食可能促进前列腺癌发生的原因是什么？
★ 有无针对前列腺的致癌物？
★ 前列腺癌的发生与前列腺炎有关吗？
★ 哪些前列腺疾病有可能发展为前列腺癌？
★ 如何预防前列腺癌？

前列腺癌是由什么因素引起的？

 前列腺癌的病因是什么？

医生常常会听到患者问这样的问题："大夫，我以前身体非常健康，平时生活也非常规律，每天都锻炼身体，为什么我还会得前列腺癌？"这个问题问得诚恳，而其所反映的，则是百姓对疾病原因认识上的不够全面。因此，在为您介绍前列腺癌的病因之前，我们首先来说一说如何科学地看待疾病的病因。

不少普通百姓容易听信武断而又确切的言论，例如"某种癌就是由于缺乏某种饮食引起"，这也是张悟本等冒牌"养生专家"能大行其道的原因所在。再举一个例子，很多人会说"孩子长得不高，肯定是营养差，要是吃得好，肯定能长得高"，还有家长鼓励自己的孩子"只要运动，肯定能长得高"。其实，从科学的角度来讲，身高受多种因素的影响，包括遗传、营养、运动、激素水平等。很多疾病也是如此，其形成受多种因素的影响。

在 20 世纪，因为循证医学的问世，预防医学取得了革命性的发展。有一个重要的例子就是，科学家们发现肺癌与吸烟有关，而这并不是实验室得出的结论。科学家将人群分成吸烟人群和不吸烟人群，并长期跟踪他们的健康情况，后来发现吸烟人群患肺癌的比例和死于肺癌的比例都明显高于不吸烟人群。还有科学家通过调查发现，肺癌患者中吸烟者所占的比例明显高于正常人群中吸烟者所占的比例；大约 96% 的肺癌患者吸烟超过 20 年。现代医学中，几乎所有疾病病因的得出都依赖于这些科学的流行病学分析方法。

前列腺癌的病因研究大抵都不会超过上述这些范畴。当然，现在对前列腺癌病因的认识还很局限，只是在长期的临床观察和调查研究中发现前列腺癌的发生可能与某些因素有关，并没有十分确切的证据表明前列腺癌就是由某个因素引起的。下面，我就将带您一探究竟，看看前列腺癌到底有哪些潜在的"罪魁祸首"。

♥ 年龄越大的人患前列腺癌风险越高吗？

前列腺癌的发生与年龄具有一定关系。前列腺癌在小于 45 岁的男性中非常少见，但随着年龄增大，前列腺癌的发病率急剧升高；在 40 岁以后年龄每增加 10 岁，前列腺癌的发病率就几乎加倍。

♥ 患前列腺癌跟遗传有关吗？

家族史 / 遗传因素也确实与一部分前列腺癌的发病有关。如果某人有 1 个一级亲属（兄弟或父亲）患有前列腺癌，那么该人患前列腺癌的风险会增加 1 倍以上；如果 2 个或 2 个以上一级亲属患前列腺癌，相对风险则会增至 5 ~ 11 倍。前列腺癌患者中有一部分人群（大约占 9%）为真正的遗传性前列腺癌，即 3 个或 3 个以上亲属患病或至少 2 个为早期发病（55 岁以前）。

💜 不同人种患前列腺癌的风险一样吗？

前列腺癌的发生与人种有关。如图 3-1 所示，蓝色越深代表发病率越高（不涉及灰色部分的数据）。前列腺癌在非裔美国人中的发病率最高，其次是西班牙人和美国白种人，而非洲黑种人前列腺癌的发生率是世界范围内最低的（由非裔美国人和非洲黑种人发病率的差异可见饮食习惯和生活方式对于本病存在一定的影响）。居住在美国的亚裔男性前列腺癌的发生率低于白种人，但明显高于亚洲的本土男性。中国人与非裔美国人之间的发病率相差约 100 倍。

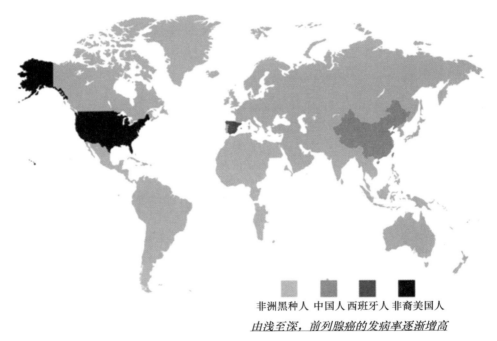

非洲黑种人　中国人　西班牙人　非裔美国人
由浅至深，前列腺癌的发病率逐渐增高

图 3-1　前列腺癌发病率的人种差异

有没有明确的前列腺癌危险因素？

💜 目前医学界所公认的前列腺癌危险因素有哪些？

针对前列腺癌的危险因素，比较公认的有如下几点：年龄、家族史/遗传因素、人种、饮食和高级别前列腺上皮内瘤变，这些危险因素也都被写进了欧洲、美国和中国的《前列腺癌临床指南》里。

有没有易患前列腺癌的高危职业？

💜 从事哪些职业更容易患前列腺癌？

似乎从事各行业的男性均有可能患此病，有很多名人受困于这个疾病，包括曾经的世界某首富，新加坡某总理，中国台湾某著名作家，日本某位天皇等。不过这并不能证明职业与前列腺癌的相关性，原因是前列腺癌在普通人群中本就有一定的患病率，偶发病例的患者职业很可能只是一种偶然、随机因子，并不是致病因素。事实上，有一些严谨的调查研究确实指出，某些职业的前列腺癌发病率要高于其他职业。例如，农民患前列腺癌的风险是其他行业的 4 倍，可能与其长期接触农药或其他化学毒物有关。另外，长期接触有毒重金属（如砷、铬、镉等）、橡胶的工人，其前列腺癌发病率也更高。

生活习惯与前列腺癌有什么关联？

💜 前列腺癌与吸烟有关吗？

有研究指出，吸烟者患前列腺癌的风险高于非吸烟者，且吸烟者的前列腺癌死亡率也更高；但也有研究发现吸烟并不增加前列腺癌的风险。因此，目前关于吸烟与前列腺癌的关系尚无定论。

💜 前列腺癌与饮酒有关吗？

有研究提出饮酒是前列腺癌的危险因素之一，但同样又有研究得出相反的结论；且长期的对照研究也未发现饮酒与前列腺癌存在相关性。因此，目前医学界并不认为饮酒是前列腺癌的危险因素。

性行为频率与前列腺癌的患病风险有关吗？

💜 前列腺癌的发生与性行为有关吗？

大量的研究都指出前列腺癌的发生率与性行为频率相关，2002 年的一项 meta 分析（注：一种统计学方法）指出，每周性行为频率超过 3 次会增加前列腺癌的发生。但近年来，澳大利亚和美国的科学家却又分别得出了完全相反的研究结果：他们发现平均每月射精次数高的男性患前列腺癌的风险不升反降。只能认为，由于相关研究尚较少，所以关于前列腺癌与性行为频率的关系尚无定论。但可以确定是，患淋病、梅毒等性传播疾病的人，其前列腺癌发病率会升高。

肥胖会使人易患前列腺癌吗？

💜 目前肥胖的评价标准是什么？

目前，是否肥胖并非以人的绝对体重来衡量，主要以体重指数（Body Mass Index，BMI）和腰围来作为指标。BMI 是用体重除以身高的平方数得出的数字，其中，体重用千克（单位符号：kg，俗称为公斤）为单位，身高用米（单位符号：m）为单位。我们可以通过 BMI 和腰围来判断体重是否合适（如图 3-2 所示）。

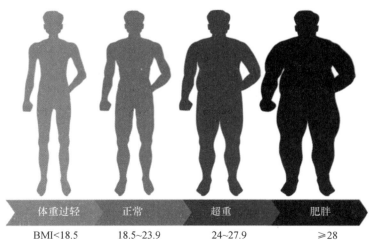

体重过轻	正常	超重	肥胖
BMI<18.5	18.5~23.9	24~27.9	≥28

图 3-2　通过 BMI 判断体重是否合适的标准（中国），单位为 kg/m^2

比如一个男人的身高为 1.75 m，体重 78 kg，那么他的 BMI 计算公式就是 78÷（1.75×1.75），即 $78÷1.75^2 ≈ 25.5 \text{ kg/m}^2$，BMI 为 25.5，属于超重（24～27.9）。

腰围是将皮尺经肚脐水平绕腰部一周所测得的长度。据研究，腰围超过 94 厘米（单位符号：cm）的人，其各种疾病的发病风险将增加，而腰围超过 102 cm，这些危险将进一步加剧。

目前，我们推荐将 BMI 控制在 18.5～23.9 kg/m^2，而腰围最好要控制在 94 cm 以下。表 3-1 囊括了不同 BMI 值所对应的各种疾病风险（中国标准）。

表 3-1　不同 BMI 值所对应的各种疾病风险（中国标准）

	BMI（kg/m^2）	发生各种疾病的风险
低体重	＜ 18.5	升高
正常体重	18.5～23.9	较低
超重	24.0～27.9	升高
肥胖	≥ 28	非常高

如果您的体重超过上述推荐标准，则需要改变目前的生活方式，加强运动，采取低脂、低热量饮食，将体重控制在正常范围。

🫐 肥胖是否是前列腺癌的危险因素？

肥胖不仅是前列腺癌的危险因素，还是很多其他肿瘤（如结直肠癌、胃癌、肾癌、乳腺癌等）、心脑血管疾病、肺部疾病、糖尿病、骨关节炎等的危险因素。

🫐 为什么肥胖可以促进前列腺癌的发生？

现代社会最普遍的生活方式是：高热量、高脂、高糖饮食，再加上很少运动，这导致超重和肥胖人群正逐渐增加。肥胖导致了人体内脂肪组织的增加，而脂肪组织被认为是人体最大的内分泌器官，它能分泌某些种类的蛋白质和激素，可引起人体细胞的炎症反应和氧化反应，而这些因素在前列腺癌的发生中都起到了至关重要的作用。

另外，脂肪组织可以产生大量的胰岛素样生长因子[①]，脂肪组织中的不

---

① 胰岛素样生长因子：人体内的一种物质，在人体细胞的生长中具有重要的促进作用，但同时也能促进癌细胞的生长。

饱和脂肪酸在氧化过程中也能产生大量的氧自由基，从而可能导致前列腺癌发生或发展。目前已经有多项研究证明了肥胖与进展性前列腺癌的相关性。而且，据报道肥胖患者在接受前列腺癌的相关治疗后，其前列腺癌生化复发的时间更早，复发率和死亡率也相对更高。这些现象产生的原因目前并不明确，可能是因为与正常体重患者相比，肥胖患者的前列腺特异性抗原（英文简写：PSA）值相对更低，导致其前列腺癌被发现得更晚，以致恶性程度更高。

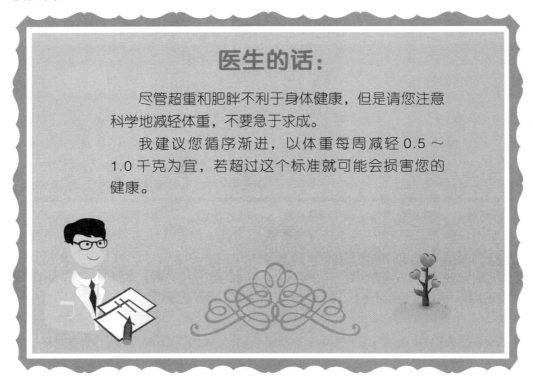

医生的话：

　　尽管超重和肥胖不利于身体健康，但是请您注意科学地减轻体重，不要急于求成。

　　我建议您循序渐进，以体重每周减轻 0.5 ～ 1.0 千克为宜，若超过这个标准就可能会损害您的健康。

氧自由基对前列腺癌有什么作用？

什么是氧化反应？什么是氧自由基？

　　氧化反应，是一种自然界中很普遍的化学反应，物质的燃烧、腐烂，人体能量的产生都属于氧化反应的范畴。需氧物质与氧发生反应即可能产生氧自由基，在人体内，代谢过程就可以产生大量的氧自由基。

💜 为什么氧自由基可以促进癌症的发生？

氧自由基可以破坏正常的细胞结构，造成细胞损伤，尤其是导致控制细胞增殖的脱氧核糖核酸（英文简写：DNA）异常。当氧自由基数量太多时，这种异常 DNA 逐渐累积，就有可能导致癌症的发生。

打个比方，当一个新鲜的苹果被切开后，果肉就被暴露在空气中。果肉中的糖与空气中的氧发生作用，生成氧自由基，这些自由基可以破坏果肉，使得苹果开始慢慢变质、腐烂。但如果果苹果不被切开，由于苹果皮的保护，里面的果肉就不会被氧化，可见苹果皮具有抗氧化的作用。

如图 3-3 所示，在人体内也存在着很多就像"苹果皮"一样的抗氧化物质来抵抗过量氧自由基，一旦这些抗氧化物质受到破坏，任由氧自由基的产生，也会导致癌症的发生。导致抗氧化物质减少最常见的原因就是炎症反应，而炎症反应是一个普遍存在于人体内的生物化学过程。炎症反应除了能减少体内的抗氧化物质以外，也能产生大量的氧自由基。当人体遭受各种入侵物（包括细菌、异物、创伤等）的破坏时，就会调动白细胞迁移到入侵的部位，通过产生大量的氧自由基来杀死入侵物。

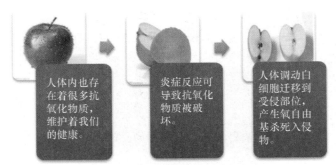

人体内也存在着很多抗氧化物质，维护着我们的健康。

炎症反应可导致抗氧化物质被破坏。

人体调动白细胞迁移到受侵部位，产生氧自由基杀死入侵物。

图 3-3　炎症反应与氧自由基的产生

炎症反应本身可以对人体起到保护作用，但一旦炎症反应强度过大，就会产生大量的氧自由基，从而促进癌症的产生。病理学家也证实，在切除的前列腺癌手术标本中可发现明显的炎症反应。看来，氧化反应与炎症反应相辅相成，在前列腺癌的发生中都起到了重要的作用。

饮食与前列腺癌的发生是否有关？

💜 患前列腺癌与饮食有关吗？

经常食用动物脂肪含量高的食物的男性是前列腺癌的易发人群，因为这些食物中含有较多的饱和脂肪酸；此外，维生素 E、硒、木脂素类、异黄酮的摄入不足也可能与前列腺癌的发病有关。

💜 饮食可能促进前列腺癌发生的原因是什么？

目前公认的是，高热量、高脂、高糖饮食（如图 3-4 所示）能促进包括前列腺癌在内的很多癌症的发生。很大一部分原因，就是上文所提到的：高热量、高脂、高糖饮食可以导致肥胖，从而促进前列腺癌的发生。

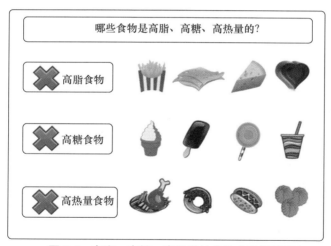

图 3-4　高脂、高糖、高热量的食物（举例说明）

当人体摄入高糖食物后，过剩的糖会被转化为脂肪储存在人体内；而高热量和高脂饮食无疑会促进脂肪组织的增多。癌细胞的生长速度比正常细胞快，需要的糖更多，而高糖饮食正好就为前列腺癌的生长提供了温床。此外，摄入高糖食物后，由于人体内分泌系统的调节，会产生更多胰岛素，从而降低血糖。这不仅会导致糖尿病和心血管疾病的发生率增加，还由于胰岛素促细胞生长的作用，可促进前列腺癌的发生。

因此，我们应倡导健康饮食，特别是对于前列腺癌患者以及未患前列腺癌的老年男性更是如此。

有没有明确的前列腺致癌物？

❤ 有无针对前列腺的致癌物？

致癌物是指来源于自然和人为环境、在一定条件下能诱发人类和动物癌症的物质。除了发生于人体内部的氧化反应和炎症反应，来自外界的致癌物也可能对前列腺癌的发生发展起到了推波助澜的作用。致癌物存在于外界，可造成正常细胞结构损伤，DNA 结构破坏，从而促进癌症的发生。

在现代社会，我们几乎已经很难避免与致癌物的接触，但采取健康的饮食习惯则可以尽量减少这种接触。例如，肉类在高温下烹饪时间过长，则会导致杂环胺的产生，杂环胺已在动物实验中被证明可以引起前列腺癌。另外，现代人都热衷于烧烤这种美味的饮食方式，殊不知烧烤过程中，随着炭火与肉的接触，也滋生了大量的致癌物——多环芳烃。当然，这些致癌物对大部分癌症都有促进作用，目前还未发现某种特殊的物质只促进前列腺癌的发生。

前列腺癌与其他常见前列腺疾病是什么关系？

❤ 前列腺癌的发生与前列腺炎有关吗？

前面已经提到了炎症反应在癌症发生中的重要作用。在前列腺癌中也是这样，炎症反应造成的细胞损伤是前列腺癌发展的关键因素。那么前列腺癌的发生到底与前列腺炎有没有关系呢？

最早有一些间接证据表明两者之间的关系，即有研究发现长期服用阿司匹林[①]的人前列腺癌的患病率降低。后来又有人开展了相关的临床研究，发现前列腺炎的存在可使前列腺癌患病率轻度增加。但由于尚缺乏权威的随机对照研

---

① 阿司匹林：一种常用药物，具有抗炎、退热、止痛等作用。

究，目前前列腺炎与前列腺癌有关的结论尚未得到公认，其作用机制也不甚明确，而这也正是目前研究的热点。

💜 哪些前列腺疾病有可能发展为前列腺癌？

虽然目前没有直接证据表明高级别前列腺上皮内瘤变会发展为前列腺癌，但大量的研究已证实，患高级别前列腺上皮内瘤变（Prostate Intraepithelial Neoplasia）的男性，其前列腺癌的发生率明显升高。

前列腺癌是可预防的吗？

💜 如何预防前列腺癌？

"预防远胜于治疗，因为它使人免受生病之苦。"这是 Thomas Adams 的一句名言。医生也经常被患者问到这样的问题："大夫，我要怎样做才能预防前列腺癌？"

为了明确前列腺癌的预防办法，科学家们花费了大量的资金进行研究。美国国立癌症研究所曾对一项名为"前列腺癌预防试验"的研究提供资助，以确定非那雄胺是否可降低前列腺癌发生风险。到 2003 年 2 月，共有 16 296 例（86.3%）受试者完成试验。

这项研究发现，与对照组相比，如用非那雄胺每天 5 毫克（单位符号：mg），用 7 年，可使前列腺癌发病风险降低 25%。但是，对服用非那雄胺组的研究结果显示该药有增加恶性度高的前列腺癌的危险性，且对性功能存在一定程度的影响。所以，目前对非那雄胺能否作为前列腺癌的预防药物还有待更进一步的研究。

"硒与维生素 E 预防癌症试验"是美国国立癌症研究所资助的另一项大规模前列腺癌预防研究项目，目的是明确维生素 E 和硒是否可降低健康男性群体的前列腺癌发病风险。该研究项目始于 2001 年，原本预期至 2013 年完成。但这项研究在 2008 年 8 月就终止了，因为经过 7 年的研究发现，长期服用维生素 E 和硒并不能降低前列腺癌的发病率。

除了这两项大型研究，还有一些研究，分别证实黄豆、番茄红素、绿茶可能对前列腺癌有预防作用。黄豆所含的异黄酮成分，在动物模型中可以抑制良性和恶性前列腺上皮细胞的生长。也有研究证实，食用豆腐可以降低前列腺癌的患病风险。番茄红素主要存在于西红柿及其他红色水果和蔬菜中，具有很强的抗氧化活性。体外实验证实，番茄红素可以抑制恶性前列腺上皮细胞的生长，流行病学证据也显示摄入番茄红素可以降低前列腺癌患病风险。绿茶也被认为具有预防前列腺癌的作用，其主要根据是：流行病学研究发现，在习惯饮用绿茶的亚洲人群中，前列腺癌的患病率低。

　　根据上述这些研究，建议大家可以通过多吃番茄、胡萝卜、豆腐，多喝绿茶，少吃高脂食物，以达到减少前列腺癌发病的目的。不少患者喜欢看一些养生节目，而且觉得自己做到节目里说的要求就可以保证健康的体魄，但是现实是通过保持健康的饮食和生活习惯去预防癌症并不是毫无后顾之忧的，应理性看待。

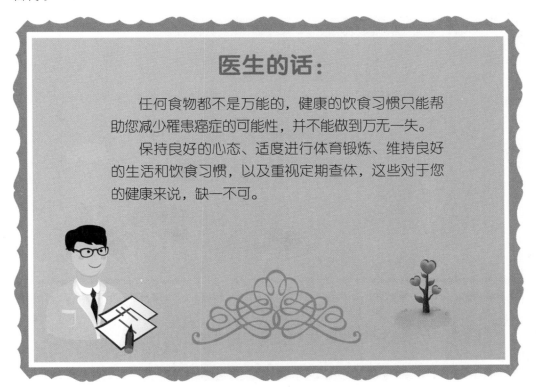

医生的话：

　　　任何食物都不是万能的，健康的饮食习惯只能帮助您减少罹患癌症的可能性，并不能做到万无一失。

　　　保持良好的心态、适度进行体育锻炼、维持良好的生活和饮食习惯，以及重视定期查体，这些对于您的健康来说，缺一不可。

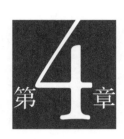

第4章

前列腺癌的筛查
与诊断

关键问题

★ 筛查是什么意思？

★ 有必要进行前列腺癌的筛查吗？

★ 积极的前列腺癌筛查能降低其死亡率吗？

★ 做筛查有哪些好处和坏处？

★ 直肠指检联合 PSA 是什么？

★ 直肠指检和 PSA 哪项先做？

★ 多久进行一次前列腺癌筛查比较合适？

★ 哪些人更容易患前列腺癌从而是筛查的重点对象？

★ PSA 筛查的年龄上限是多大？

★ PSA 是一种什么物质？

★ PSA 检测的应用广泛吗？

★ PSA 包括哪些项目？

★ PSA 的正常值是多少？

★ PSA 升高就一定意味着是前列腺癌吗？

★ 什么是总 PSA（t PSA）的"灰区"？

★ 游离 PSA（f PSA）的意义是什么？

★ 除了 t PSA 和 f PSA，还有哪些 PSA 相关参数？

★ PSA 的影响因素有哪些？

★ PSA 检查的时机是何时？

★ PSA 大事记有什么？

★ 前列腺癌的检查手段主要有哪些？

★ 经直肠超声检查的意义？

★ 经直肠超声检查上典型的前列腺癌征象是怎样的？

★ 前列腺影像学检查各有什么优缺点？

★ 为什么要做全身骨扫描？检查的过程是怎样的？

★ 前列腺癌的确诊手段是什么？

★ 什么情况下需要做前列腺穿刺活检？

★ 什么情况下有必要进行重复穿刺？

★ 什么情况下不能进行前列腺穿刺？

★ 当确定进行前列腺穿刺后，什么时候适合穿刺？

★ 决定接受前列腺穿刺活检术者，住院前需要做什么准备？

★ 住院后需要进行哪些检查？

★ 穿刺前需要做哪些准备？

★ 穿刺的大概过程是怎样的？

★ 穿刺有哪些风险？

★ 穿刺后需要注意什么？

★ 什么是前列腺上皮内瘤变？

★ 什么是 Gleason 分级和评分系统？

★ Gleason 分级是以什么标准进行的区分？

★ Gleason 评分系统是什么？

★ 为什么 Gleason 评分范围是 2 ~ 10 分？

★ 前列腺癌是如何分期的？

★ T 分期是什么意思？

★ N 分期是什么意思？

★ M 分期是什么意思？

★ 临床分期和病理分期有什么区别？

★ 什么是前列腺偶发癌？

★ 如何确定前列腺癌的危险程度？

★ 前列腺癌分期能否具体举例分析一下？

什么是筛查?

🫀 筛查是什么意思？

筛查是指运用快速、简便的检验、检查或其他措施，在人群中发现那些表面健康，但可疑患病或存在缺陷的人。这里需要特别强调下面几点：

★ **主要应用于健康人群** 筛查主要应用于健康人群，为的是早期发现疾病，做到早诊断、早治疗。打个比方说，60 岁的王先生素来身体健康，今年单位体检，其中有一项是查 PSA 值，这就算筛查；80 岁张先生出现了排尿困难、骨痛的症状，也即已是疑诊对象，此时他去医院就诊、查 PSA 值，就不能算筛查。

★ **方法简便**　只有简便的、可运用于健康人群的方法，才可以减少医疗成本。

★ **疾病发病率一般都较高**　所筛查疾病的发病率一般都较高，覆盖面比较广，而发病率很低的疾病通常则无需筛查。例如骨肉瘤，这种疾病发病率本身就比较低，在健康人群中进行筛查，就没有太大的必要。

★ **可提供有效的治疗和干预**　筛查出疾病后，我们必须能提供有效的治疗和干预。像胰腺癌这样恶性程度很高的疾病，我们即使筛查出来后，也没有很好的治疗方法，所以筛查的价值也不大。

前列腺癌筛查对所有男性均是必要的吗？

有必要进行前列腺癌的筛查吗？

目前，前列腺癌的发病率较高，而且前列腺癌的自然病程也比较长，总体发展较慢，因此，筛查可以发现前列腺癌早期患者，通过手术或放射治疗的手段可以达到治愈。而且，目前前列腺癌筛查的主要手段包括测血前列腺特异性抗原（PSA）、直肠指检等，都是很方便的措施。这么看来，对健康人群进行前列腺癌筛查还是非常合理的。

20 世纪 80 年代末，PSA 开始应用于前列腺癌的早期筛查后，美国的前列腺癌患者的死亡率开始呈逐渐下降趋势。分析其中的原因，主要是因为 PSA 筛查使我们能发现更多的早期前列腺癌，通过及时治疗，可将这些患者的前列腺癌根治，从而降低了死亡率。

类似的例子还出现在肾癌筛查。以前医疗条件较落后时，患者往往是出现很严重的血尿、腹痛和腹部包块才去就诊，而那时往往已经是肾癌晚期。现在随着健康查体的普及，大部分人都会定期做腹部 B 超。如果有癌灶生长，往往都可以早期发现，及时做肾癌根治性切除术，术后长期存活的可能性还是很大的。

💜 积极的前列腺癌筛查能降低其死亡率吗？

很遗憾，截至目前，关于应用直肠指检和 PSA 来早期诊断前列腺癌，并使其得到早期治疗是否能降低前列腺癌的死亡率，在学界仍然存在巨大的争议。研究显示，在 0 ～ 90 岁的人的一生中，男性死于前列腺癌的风险是 3%，而患前列腺癌的风险是 17%，发病率远远高于死亡率的主要原因是前列腺癌自然病程很长，发展较慢，大部分人的寿命都没有长到能让前列腺癌由早期发展到晚期致死的地步。

据估计，在老年男性中，有 30% ～ 50% 的患者由于筛查而被过度诊断为前列腺癌。当这些患者接受筛查、被诊断为前列腺癌后，大部分人就会接受治疗，而治疗本身未必会延长寿命，而且有手术并发症的风险，因此会增加医疗负担。所以，从整个社会角度考虑，前列腺癌的筛查也许不是一个十分经济的策略，因为它无疑会增加医疗投入。但从每个前列腺癌患者个体考虑，筛查并没有对身体造成多大创伤，也不会产生高额的费用，但却有机会及早发现潜藏在身体内的癌灶，从而使患者及早得到治疗，利大于弊。

💜 做筛查有哪些好处和坏处？

考虑到普通老百姓对"癌"的恐惧，还是建议大家做前列腺癌的筛查，不过做之前，您应当仔细阅读上面的文字，了解筛查的利弊（如图 4-1 所示）。

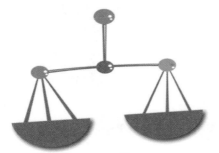

弊：
①存在过度诊断的问题；
②治疗未必延长寿命；
③有手术并发症的风险。

利：
①筛查对身体基本无害；
②不会产生高额的费用；
③发现癌灶，使患者及早得到治疗。

图 4-1　筛查的利弊

前列腺癌的筛查手段有哪些？

💜 直肠指检联合 PSA 是什么？

目前，前列腺癌主要的筛查手段是直肠指检（Digital Rectal Examination，DRE）联合 PSA 来进行。

大多数前列腺癌起源于前列腺的外周带，考虑到前列腺紧邻着直肠前壁（前列腺与直肠的位置关系可参见前文的图 1-2），因此可以通过 DRE 来检查前列腺。检查时，将手指伸进肛门，感受前列腺的大小、质地、有无结节等。DRE 对前列腺癌的早期诊断和分期都有重要价值。此外，DRE 还可以感受直肠黏膜的情况，可以早期发现直肠癌。但是，大约有 75% 的早期前列腺癌是无法通过直肠指检发现的。

💜 直肠指检和 PSA 哪项先做？

正确的顺序是先抽血测 PSA，再做 DRE。原因在于做一次 DRE 相当于一次前列腺按摩，会使前列腺产生的 PSA 升高，所以建议在抽血检查 PSA 后再进行 DRE（如图 4-2 所示）。

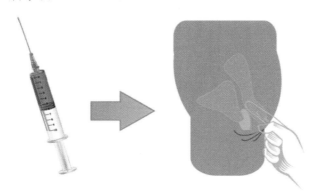

图 4-2　先抽血查 PSA 再行 DRE

💜 多久进行一次前列腺癌筛查比较合适？

PSA 筛查多主张每 2 年进行 1 次。也有专家建议：对于 PSA ＜ 2.0 纳克（单位符号：ng）/ 毫升（单位符号：ml）的人群，可每 2 年检查 1 次；对于 PSA ≥ 2.0 ng/ml 的人群，可每年复查 1 次。

筛查的对象有哪几类人?

💜 哪些人更容易患前列腺癌从而是筛查的重点对象?

目前,前列腺癌的重点筛查对象,主要分为如下 3 类。

> ★ **50 岁以上有下尿路症状的男性**
>
> 　应常规进行 PSA 和直肠指检的检查。所谓下尿路症状是指:尿频、尿急、尿等待、间断性排尿、尿线变细、尿后滴沥、尿不尽等症状。之所以限定 50 岁以上,主要是因为 50 岁以下男性很少罹患前列腺癌,所占比例不到所有患者的 0.1%。
>
> ★ **有家族史者**
>
> 　对于有前列腺癌家族史的男性人群,应该从 45 岁开始定期检查和随访。
>
> ★ **存在临床体征或检查异常**
>
> 　对存在 DRE 异常、有临床征象(如骨痛、骨折等)或影像学异常(B 超 /MRI 检查异常)等情况的男性应进行 PSA 检查。

💜 PSA 筛查的年龄上限是多大?

目前,前列腺癌随机筛查年龄的上限是 74 岁。这是因为早期前列腺癌的发展多较慢,自然病程在 15 年左右,即使筛查出癌,积极治疗与不治疗对寿命的影响区别也不大。但若预期寿命超过 15 年,仍然需要进行筛查。

PSA 是什么?

💜 PSA 是一种什么物质?

我们利用甲胎蛋白筛查肝癌,利用癌胚抗原筛查结直肠癌,同样,我们利用 PSA 以期发现早期前列腺癌。自从 1979 年被发现,到 20 世纪 80 年代应用于临床，目前，PSA 检测对于前列腺癌的发现、分期和监测，已成为一种不可代替的方法。PSA 的英文全称是"Prostate Specific Antigen"，中文翻译为"前列腺特异性抗原"。它是一种含有 237 个氨基酸的单链多肽，属于具有组织特异性的有糜蛋白酶样作用的丝氨酸蛋白酶族，可以分解精液中的主要胶状蛋白，有稀释精液的作用。

PSA 只存在于前列腺的上皮细胞内，因此，具有器官特异性，也就是说只有前列腺才能产生 PSA。但它不具有肿瘤特异性，因为良性和恶性前列腺疾病（包括前列腺癌、前列腺炎、良性前列腺增生症）都可能使血清 PSA 值升高。

💜 PSA 检测的应用广泛吗？

据美国的一项电话调查显示，48% 的 50 ～ 59 岁的男性和 56% 的 80 岁以上男性在一年内检查过 PSA，由此可见 PSA 应用的普遍性。在 1991—2001 年这 10 年间，因为 PSA 开始广泛应用，前列腺癌的死亡率降低了 27%。这主要是因为 PSA 的应用使得前列腺癌得以早期发现，转移性前列腺癌或者晚期前列腺癌减少。由此可见 PSA 检测的重要性。

PSA 检测结果要怎样正确理解呢？

💜 PSA 包括哪些项目？

总 PSA、游离 PSA，以及 PSA 密度、PSA 速率等其他项目。

💜 PSA 的正常值是多少？

血清总 PSA 包括结合 PSA 和非结合 PSA 两种形式。

★ **结合形式** 绝大多数 PSA 与蛋白质（抗蛋白水解酶和巨球蛋白）形成复合物，这部分即为结合 PSA。

★ **非结合形式** 在血清中处于游离状态，又称为游离 PSA（free PSA，f PSA）。

目前，多以总PSA（total PSA，t PSA）< 4 ng/ml作为正常值。一般来说，年龄在50～80岁之间的男性，如果没有前列腺疾病，其血清中的t PSA浓度多处于1～4 ng/ml。

🫀 PSA升高就一定意味着是前列腺癌吗？

答案是否定的。血清中的PSA值受多种因素的影响，PSA升高不一定意味着前列腺癌。但可以肯定的是，PSA越高，发现前列腺癌的概率就越大。根据欧美国家的医学资料，当t PSA < 4 ng/ml时，发生前列腺癌的可能性不足2%；当t PSA介于4～10 ng/ml时，发生前列腺癌的可能性大约为25%；而当t PSA > 10 ng/ml时，发生前列腺癌的可能性大约为67%。

🫀 什么是总PSA（t PSA）的"灰区"？

目前国内外比较一致的观点是，血清t PSA > 4.0 ng/ml为异常。欧美国家人群中，当t PSA介于4～10 ng/ml时，发生前列腺癌的可能性约为25%。中国人前列腺癌发病率相对要低一些，国内一组研究数据显示，当血清t PSA为4～10 ng/ml，前列腺穿刺阳性率为15.9%。

此外，血清PSA水平受年龄、前列腺大小等因素的影响。如图4-3所示，我国各年龄段的良性前列腺增生症患者的t PSA值分别为：40～49岁为0～1.5 ng/ml，50～59岁为0～3.0 ng/ml，60～69岁为0～4.5 ng/ml，70～79岁为0～5.5 ng/ml，≥80岁为0～8.0 ng/ml。这就构成了进行前列腺癌判定的"灰区"（4～10 ng/ml）。当t PSA处于灰区时，我们就需要综合参考其他PSA相关参数：游离PSA、PSA密

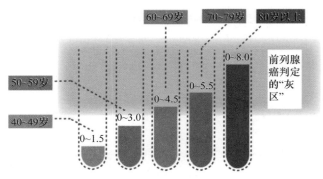

图 4-3　前列腺癌判定的"灰区"（波面上数值单位：ng/ml）

度和 PSA 速率。

🫐 游离 PSA（f PSA）的意义是什么？

许多研究都表明，f PSA 是提高 t PSA 水平处于"灰区"的前列腺癌检出率的有效方法，因此，临床上同时常规检测 f PSA 和 t PSA。当血清 t PSA 介于 4～10 ng/ml 时，f PSA 水平与前列腺癌的发生率呈负相关，也就是说 f PSA 越低，前列腺癌的发生率越高；而 f PSA 越高，则前列腺癌的发生率越低。图 4-4 是一份来自欧美国家的统计资料。

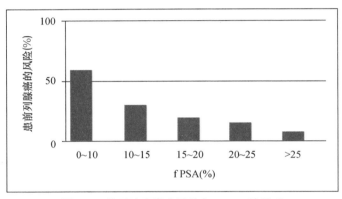

图 4-4　前列腺癌发病风险与 f PSA 的关系

研究表明，当患者 t PSA 介于 4～10 ng/ml 时，如果 f PSA/t PSA ＜ 0.1（f PSA/t PSA 表示游离 PSA 与总 PSA 的比值，以下用 f/t PSA 表示），则该患者发生前列腺癌的可能性高达 56%；相反，如果 f/t PSA ＞ 0.25，发生前列腺癌的可能性只有 8%。记住：这一项指标的值越大越好。

f/t PSA ＞ 0.16 时，前列腺穿刺阳性率为 11.6%；f/t PSA ＜ 0.16 时，前列腺穿刺阳性率为 17.4%。因此，目前当 PSA 介于 4～10 ng/ml 的"灰区"时，国内推荐以 f/t PSA ＞ 0.16 为正常参考值（或临界值）。

🫐 除了 t PSA 和 f PSA，还有哪些 PSA 相关参数？

PSA 密度（PSA Density，PSAD）

即血清总 PSA 值与前列腺体积的比值，有助于区分是良性前列腺增生症还是前列腺癌造成的 PSA 升高。前列腺体积是经直肠超声测定计算得出的。PSAD 的正常值 < 0.15，当患者 PSA 轻度增高时，用 PSAD 可指导医生决定是否进行活检或随访。

一般情况下，前列腺体积越大，产生的 PSA 就越多，所以这个指标有一定的参考价值。前列腺的体积是模拟球体来进行计算的，但前列腺并不是一个规则的球体，有的患者前列腺中叶明显增生，这时这种模拟测量值就会偏差很大，所以 PSAD 这个指标也有很大的局限性。

PSA 速率（PSA Velocity，PSAV）

即连续观察血清 PSA 水平的变化，其正常值为 < 0.75 ng/（ml·a），单位中的 a 为年，即每年增长小于 0.75 ng/ml。前列腺癌患者的 PSAV 显著高于良性前列腺增生症患者和正常人。如果 PSAV > 0.75 ng/（ml·a），应怀疑前列腺癌的可能。PSAV 比较适用于 PSA 值较低的年轻患者。不过，测定 PSAV 需要患者在 2 年内至少检测 3 次 PSA（分别记录为 PSA1、PSA2 和 PSA3），PSAV =〔（PSA2-PSA1）+（PSA3-PSA2）〕/2。目前，能够定期规律地检测 PSA 值的人毕竟不多，这也限制了这一指标的临床应用。

综上所述，当 PSA 介于 4 ～ 10 ng/ml 时，还是以 f/t PSA 这一指标的应用最为广泛，而 PSAD 和 PSAV 仅作为辅助参考。

对 PSA 水平有影响的人为因素有哪些？

♥ PSA 的影响因素有哪些？

雄激素

PSA 的表达受到雄激素的强烈影响。前列腺内的 PSA 的免疫组织化学显示，在 0 ～ 6 岁间及 10 岁以后，PSA 呈现出双峰的特性，与睾酮水平有直接对应关系。血清 PSA 还随年龄、人种和前列腺体积不同而变化。

前列腺疾病和与前列腺有关的操作

血清 PSA 的升高是由于前列腺内组织的细胞结构被破坏引起的。因此，当发生前列腺疾病（良性前列腺增生症、前列腺炎、前列腺癌等），以及进行与前列腺有关的操作（前列腺按摩、直肠指检、前列腺穿刺等）时，血清 PSA 会升高。例如发生于前列腺活检后的前列腺损伤，能导致 PSA 释放入循环，也许需要超过 4 周以上的时间才能使 PSA 恢复到基础水平。当然，前列腺疾病的发生也是影响血清 PSA 水平最重要的因素。

总之，PSA 升高可能提示有前列腺疾病发生，但并不是所有患有前列腺疾病的患者 PSA 都会升高。

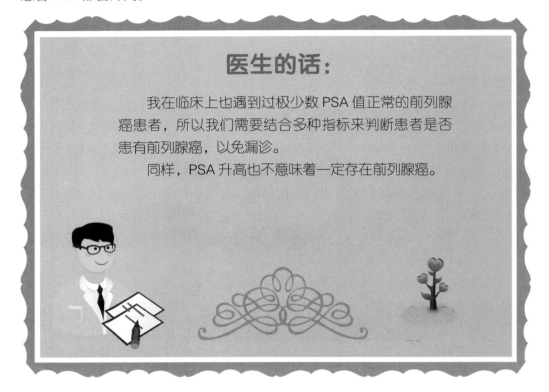

医生的话：

我在临床上也遇到过极少数 PSA 值正常的前列腺癌患者，所以我们需要结合多种指标来判断患者是否患有前列腺癌，以免漏诊。

同样，PSA 升高也不意味着一定存在前列腺癌。

使异常 PSA 恢复正常的药物

与前列腺直接相关的治疗（如针对良性前列腺增生症和前列腺癌的治疗）能降低血清 PSA。这是通过减少能产生 PSA 的前列腺上皮体积，以及减少每个细胞产生的 PSA 量来实现的。

由于 PSA 的产生受雄激素影响，因此，当我们通过改变性激素水平来治疗前列腺癌或良性前列腺增生时（如睾丸切除、5α-还原酶抑制剂等），会使 PSA 降低。同样，手术、放射治疗也能使 PSA 降低。

例如，在治疗良性前列腺增生症时，5α-还原酶抑制剂（如非那雄胺，商品名为保列治）可以使 PSA 明显减低（在使用 6 个月后，平均下降 50%）。因此，对于一个接受非那雄胺治疗 6 个月以上的患者，需将测得的 PSA 值乘以 2 才能获得真正的 PSA 值。

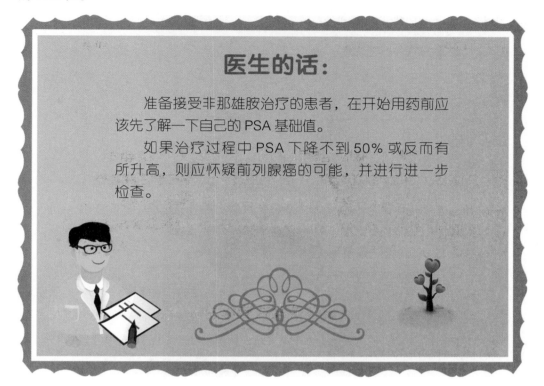

医生的话：

准备接受非那雄胺治疗的患者，在开始用药前应该先了解一下自己的 PSA 基础值。

如果治疗过程中 PSA 下降不到 50% 或反而有所升高，则应怀疑前列腺癌的可能，并进行进一步检查。

其他因素

骑车、骑马等运动会使 PSA 升高。因为骑车或骑马时，车座或马背直接与人的会阴部接触，使得前列腺受摩擦、充血，产生慢性炎症，从而使 PSA 升高。

据美国"健康日"网站近日报道，英国伦敦大学学院的一项研究证明，骑车会增加前列腺癌患病风险。在这项研究中，研究人员调查了 2012—2013 年间 5000 名喜欢骑车运动的人，并发现骑车时间过长与前列腺癌的发病可能有关。在 498 名骑车时间更多的人中，17 人患有前列腺癌；而在骑车时间更少的 511 人中，仅 3 人患此病。研究者马克·哈默博士称，这可能是前列腺长期承受较大压力所致，且受影响的是每周骑车 9 小时以上的人。

尽管有研究显示上述运动会增加患前列腺癌的风险，但需要提醒您的是，大家不要因为怕患癌而放弃骑车。原因是这种运动可以降低 2 型糖尿病、心血管疾病和卒中的风险。任何事情都有利有弊，掌握好适宜的强度和时间即可。

另外，急性尿潴留也会使 PSA 升高。曾经有一个患者，因良性前列腺增生症致急性尿潴留入院，查 PSA 约 13 ng/ml；后来导尿解除梗阻后，再过一段时间测得的

PSA 就只有 0.45 ng/ml 了。

PSA 的影响因素如图 4-5 所示。

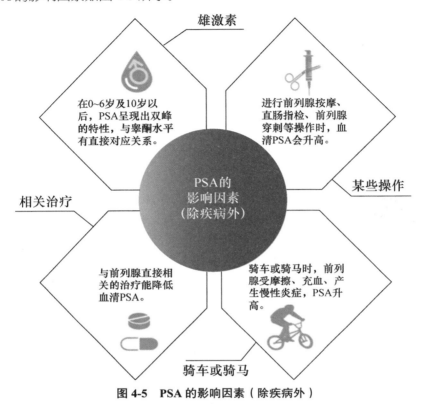

图 4-5　PSA 的影响因素（除疾病外）

🟣 PSA 检查的时机是何时？

根据 2014 年《中国前列腺癌诊疗指南》的相关内容，患者进行 PSA 检测时应无急性前列腺炎、尿潴留等疾病。有些操作或事件过后不能马上进行检测，具体的检测时机如表 4-1 所示。

表 4-1　PSA 检测的时机选择

操作或事件	检测时机
前列腺按摩	1 周后
膀胱镜检查	48 小时后
导尿	48 小时后
射精	24 小时后
前列腺穿刺	1 个月后

💜 PSA 大事记有什么？

在 1971 年，日本的法医学研究者从精浆中分离出一种来源于前列腺的蛋白质，描述了该蛋白质的化学和物理学特性，并将其命名为 γ- 精浆蛋白。数年以后，γ- 精浆蛋白成为法医学上鉴定精液的重要物质。现在已经证实，这种精浆蛋白，与 1979 年由前列腺组织中提取分离的 PSA，实乃同一种蛋白质（见图 4-6）。

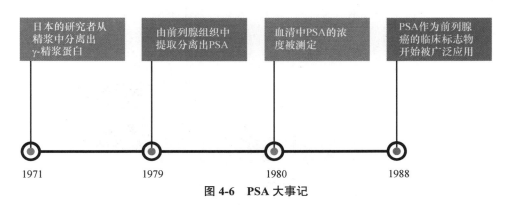

图 4-6　PSA 大事记

如何诊断前列腺癌？

在本章的前半部分，我为您详细地讲了前列腺癌筛查的相关内容，并提到了直肠指检（DRE）联合 PSA。那么当 DRE 和 PSA 发现异常的时候，我们还需要进行哪些检查来最终确诊是否患有前列腺癌呢？这一节将重点解答这个问题。

💜 前列腺癌的检查手段主要有哪些？

除了我们前文提到的 DRE、PSA 检测，其他主要的检测方式包括经直肠超声检查，前列腺 MRI，前列腺 CT，全身骨扫描，前列腺穿刺活检术等。

💜 经直肠超声检查的意义？

做过腹部超声检查的人都知道，医生会在被检查者的腹部或者超声探头上涂上耦合剂（一种水溶性高分子胶体，用来排除探头和被测物体之间的空气，使超声波能有效地穿入被测物），将超声探头放在腹部，然后通过显示屏观察腹腔内的情况。经直肠超声检查（Transrectal Ultrasonography，TRUS）也是类似的方式，只不过是将超声探头伸进直肠内进行检查（如图4-7所示）。因为前列腺紧贴直肠前壁，所以通过这种方式可以更清楚地发现前列腺的病变。

　　TRUS目前已经成为前列腺最常用的成像方法。它还可以用于不育症的检查。检查时，患者体位为左侧卧位，TRUS需要在横断面和矢状面2个平面扫描，获得前列腺3个径线（横径、前后径、上下径）值，从而测算出前列腺的体积。

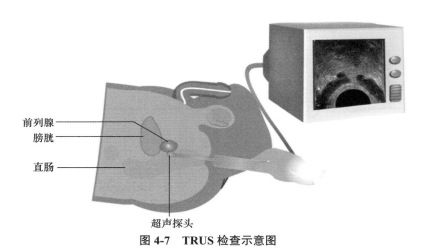

前列腺
膀胱
直肠

超声探头

图 4-7　TRUS 检查示意图

💜 经直肠超声检查上典型的前列腺癌征象是怎样的？

　　TRUS上典型的前列腺癌征象是在外周带的低回声结节，而且通过超声可以初步判断肿瘤体积的大小（前列腺3个径线长度相乘再除以2即为前列腺体积，肿瘤3个径线长度相乘再除以2即为肿瘤体积）。

　　但是，发现一个前列腺低回声病灶不一定就说明是前列腺癌，也有可能是正常前列腺、良性前列腺增生症产生的增生结节、前列腺上皮内瘤变、急性或慢性前列腺炎、前列腺梗死等。而且，有时前列腺肿瘤表现为等回声，在超声检查时不能被发现。

　　TRUS的主要作用是引导进行前列腺的系统性穿刺活检。不过，目前门诊应用更多的还是憋尿后进行的经腹壁前列腺B超检查，其精确度肯定不如TRUS。尽管

TRUS 可以引导前列腺穿刺活检，但对于局限前列腺癌的分期，其作用还是极其有限的。

💜 前列腺影像学检查各有什么优缺点？

（1）计算机断层扫描（Computed Tomography，CT）检查

简单地说，CT 是断层扫描，可以获得人体组织一个个横截面的信息。

优点：可以判断对于肿瘤对邻近组织和器官的侵犯及盆腔内转移性淋巴结肿大。所以，前列腺癌患者进行 CT 检查的目的主要是协助临床医生进行肿瘤的临床分期。

缺点：CT 对于前列腺癌本身的判断作用十分有限，而且患者需要接受大量的放射线。

（2）磁共振扫描（Magnetic Resonance Imaging，MRI）

磁共振扫描检查的根据是前列腺癌组织中枸橼酸盐、胆碱和肌酐的代谢与前列腺增生和正常组织中的差异呈现出不同的波谱线，在前列腺癌诊断中有一定价值。

优点：MRI 检查可以显示前列腺包膜是否完整、是否侵犯前列腺周围组织及器官，还可以显示盆腔淋巴结受侵犯的情况及骨转移的病灶。在前列腺癌的分期上，其准确性最高。

缺点：MRI 检查常无法将前列腺癌与伴钙化的前列腺炎、较大的良性前列腺增生、前列腺瘢痕、结核等病变相区别。

💜 为什么要做全身骨扫描？检查的过程是怎样的？

前列腺癌最常见的远处转移部位是骨骼。全身骨扫描可比常规 X 线片提前 3 ~ 6 个月发现骨转移灶。因此，一旦前列腺癌诊断成立，建议进行全身骨扫描检查（特别是对于 PSA > 20 ng/ml，Gleason 评分 > 7 的病例），这有助于判断前列腺癌准确的临床分期。

做全身骨扫描检查前先要注射放射性药物（骨显像剂），等骨骼充分吸收，一般需 2 ~ 3 个小时。之后，再用探测放射性的显像仪器探测全身骨骼放射性分布情况，若某处骨骼对放射性的吸收异常增加或减退（即有放射性异常浓聚或稀疏现象），则是骨代谢异常的反映。

💜 前列腺癌的确诊手段是什么？

前列腺系统性穿刺活检是诊断前列腺癌最可靠的检查。有些患者不愿意进行活检，觉得白白被"割一刀"。我时常会与患者讲"隔皮摸瓜"的例子：拿到一个西瓜，我们想判断西瓜熟不熟，可以看瓜的颜色，还可以叩瓜皮通过声音来判断。不同的人经验不一样，但是，要想真正知道瓜熟不熟，只有切开瓜皮，尝尝瓜的味道才可以。很多疾病的诊断也是一样，有些检查方法的准确性比较高，有些检查方法参考价值就很有限。

对于前列腺癌的诊断，MRI 的准确性相对好一些，超声相对差一些。但最准确、最可靠的方法还是要取到前列腺组织，在显微镜下进行切片检查。所以，前列腺穿刺活检术毫无疑问是确诊前列腺癌最可靠的检查。关于这部分内容，详见本章下文所述的前列腺穿刺活检术。

除了以上有针对性的检查，还有一些患者是经尿道前列腺切除术（Transurethral Resection of the Prostate，TURP）后偶然发现患前列腺癌的。他们由于良性前列腺增生症进行 TURP，术后的病理标本提示前列腺组织内有癌。

综上所述，通过 DRE、PSA、TRUS 等检查可以提示前列腺癌，但想要确诊前列腺癌，必须要进行前列腺穿刺活检术。CT 和 MRI 则主要判断前列腺包膜是否完整、是否有盆腔淋巴结肿大，全身骨扫描则用来判断是否有骨转移，这 3 项检查主要用于前列腺癌确诊后指导分期（如图 4-8 所示）。

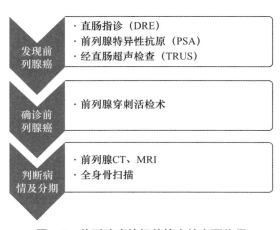

图 4-8　前列腺癌的相关检查的主要作用

如何正确认识前列腺穿刺活检术？

正如上文所述，经直肠超声引导下前列腺穿刺活检术已经成为诊断前列腺癌的金标准。而且几乎每个前列腺癌患者，在进行治疗前，都必须进行这项检查来确诊。所以，非常有必要用一节的篇幅来为您详细介绍前列腺穿刺活检术。

什么情况下需要做前列腺穿刺活检？

（1）直肠指检发现结节，任何 PSA 值。

（2）B 超发现前列腺低回声结节或 MRI 发现异常信号，任何 PSA 值。

（3）PSA > 10 ng/ml，任何 f/t PSA 和 PSAD 值。

（4）PSA 为 4 ~ 10 ng/ml，f/t PSA 异常或 PSAD 值异常。

注：f/t PSA 正常值为 > 0.16；PSAD 正常值为 < 0.15 纳克 /（毫升·克）[ng/（ml·g）]。

什么情况下有必要进行重复穿刺？

如果前列腺穿刺组织病理检查没有发现癌，是不是意味着一定没有患前列腺癌？因为前列腺穿刺只是穿取 10 针左右细条组织进行显微镜检，难免会有漏诊的风险。如果第一次前列腺穿刺未发现前列腺癌，并不意味着一定没有前列腺癌，以下 4 种情况需要进行重复穿刺：

（1）第一次穿刺组织的病理结果发现非典型性增生或高级别前列腺上皮内瘤变（详见本章下一节）。

（2）PSA > 10 ng/ml，任何 f/t PSA 或 PSAD。

（3）PSA 为 4 ~ 10 ng/ml，复查 f/t PSA 或 PSAD 值异常，或直肠指检或影像学异常。

（4）PSA 为 4 ~ 10 ng/ml，复查 f/t PSA、PSAD、直肠指检、影像学均正常；严密随访，每 3 个月复查 PSA，如 PSA 连续 2 次 > 10 ng/ml 或 PSAV > 0.75 ng/（ml·a），应重复穿刺。

目前，对于重复穿刺的时机仍有争议，一般来说，我们建议穿刺间隔时间为 1 ~ 3 个月。

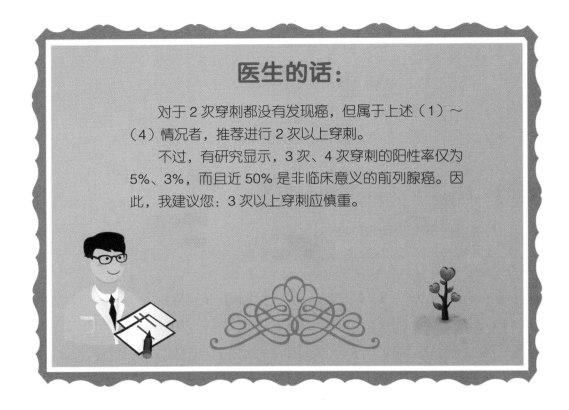

医生的话：

对于 2 次穿刺都没有发现癌，但属于上述（1）～（4）情况者，推荐进行 2 次以上穿刺。

不过，有研究显示，3 次、4 次穿刺的阳性率仅为 5%、3%，而且近 50% 是非临床意义的前列腺癌。因此，我建议您：3 次以上穿刺应慎重。

什么情况下不能进行前列腺穿刺？

出现以下情况者不应进行前列腺穿刺：

（1）严重凝血障碍。这种情况会造成穿刺出血风险增加，如血友病、长期口服华法林的患者。

（2）肛门直肠疼痛。

（3）严重的免疫抑制。免疫抑制会导致穿刺后感染风险增加，如长期口服免疫抑制剂者、艾滋病患者。

（4）急性前列腺炎患者（穿刺后会加重炎症）。

当确定进行前列腺穿刺后，什么时候适合穿刺？

因为前列腺穿刺出血可能影响影像学临床分期，因此，前列腺穿刺活检应在 MRI 等影像检查之后进行。欧美学者则建议，由于前列腺穿刺形成的血肿可以在 1 个月左右的时间吸收，穿刺后 1 个月亦可进行 MRI。

前列腺穿刺活检术的时机和注意事项有哪些？

💜 决定接受前列腺穿刺活检术者，住院前需要做什么准备？

目前前列腺穿刺活检多住院进行。患者收到医院的住院通知后，患者及家属就应着手进行准备，比较重要的是下面 2 个要点。

（1）若患者长期口服阿司匹林、波立维或华法林等药，请务必保证停药 1 周后再进行穿刺，这样可以降低出血风险。

（2）住院时带上自己的各项检查结果，如血 PSA、B 超或 MRI 结果，减少重复检查产生的创伤和费用。

💜 住院后需要进行哪些检查？

穿刺也是一个小手术，手术所需的常规检查，患者都需要做。一般来说，这些检查包括血常规、血生化、尿常规、便常规、凝血分析、感染四项（梅毒螺旋体、乙型肝炎病毒、丙型肝炎病毒和艾滋病病毒）、胸片、心电图等，若上次查 PSA 的时间已经过去很久，还有必要复查一下 PSA。

💜 穿刺前需要做哪些准备？

在穿刺前，医生会与患者交代前列腺穿刺的必要性、可能的风险、穿刺后的注意事项，并签署知情同意书。此外，穿刺前还有 2 项主要的准备工作。

肠道准备

一般来说，肠道准备时要用开塞露灌肠，减少直肠中的粪便，这样有 2 个好处：
（1）可以减少穿刺时细菌由直肠进入前列腺的概率，从而降低感染的风险。
（2）肠道清洁后，经直肠超声观察前列腺会更清楚。

预防性使用抗菌药物

这样做可以降低感染风险。我国指南推荐，穿刺前 3 天预防性口服抗菌药物。当然，也可住院后在穿刺当天早晨静脉注射抗菌药物。对于特殊的患者，如人工关节置换术后、身上有假体或起搏器的患者，预防性使用抗菌药物应该更严格。

穿刺前列腺可能造成哪些不适或发生什么意外？

💜 穿刺的大概过程是怎样的？

很多患者对于穿刺感到恐惧，在此为您介绍穿刺过程是为了减轻您的焦虑感。相信您了解穿刺过程后，能减少恐惧，增强信心。

（1）患者通常左侧卧位，膝部与髋部屈曲 90° 以内，背部与检查台平行，臀部置于检查台边缘。

（2）穿刺开始时，医生先对患者臀部、周围区域以及直肠内部进行消毒，铺无菌单。给患者肛门内涂盐酸利多卡因凝胶，进行局部浸润麻醉，减少操作时的疼痛。

（3）用超声探头伸进直肠，观察前列腺的形态、有无异常低回声等。若超声发现前列腺有异常回声，会在该区域多穿刺几针；若无，则按照既定的顺序，在各区域均匀穿刺。

（4）观察完毕，在超声探头上装好弹簧传动的活检枪，开始穿刺，穿刺针数目前多推荐 10 针及以上。每按一下穿刺针，发出一声响，弹簧传动的活检枪弹出，一次可取出长约 1.5 cm 的前列腺细条组织，如此按照前列腺的分区均匀穿取预定的针数。

（5）穿刺结束后，医生会在患者肛门内塞上棉球，可起到压迫止血的作用，穿刺结束后 2 ～ 3 个小时，可将其排出。穿刺出的前列腺组织，需泡在甲醛（福尔马林）中送病理检查。穿刺后一般在 3 个工作日左右能获得穿刺组织的病理结果。

（6）整个过程结束，回到病房后，患者需要继续静脉输抗菌药物来预防感染，卧床休息。患者及家属在接下来的时间需注意尿液颜色、大便颜色及体温等，若没有明显的发热、血尿、血便、尿潴留，穿刺后第二天上午患者便可办理出院（请遵医嘱）。

💜 穿刺有哪些风险？

穿刺后感染

多表现为穿刺后出现泌尿系感染和低热，口服或静脉给予抗菌药物即可治愈。

所以，穿刺结束后当天患者有低热属正常现象，一般体温不超过38℃，次日体温便可恢复正常，无需惊慌。当然，有极少数患者穿刺后出现严重的感染并发症，导致感染性休克，需要通过大量输液来治疗。所以，尽管穿刺是个小操作，还是有相应的风险，谨慎起见，建议患者在接受穿刺后最好有家人陪同。

出血

尽管凝血功能正常，出血仍然是前列腺活检后最常见的并发症，主要表现为血尿、血便、血精、前列腺局部形成血肿等。血尿、血便一般在穿刺次日便会消失；若发现严重出血，需及时找医生，给予相应的处理。

漏诊

因为穿刺是取10条左右细条前列腺组织，并不能完全代表整个前列腺的情况，所以难免会有漏诊的可能；但研究显示，目前10针以上穿刺漏诊的概率很低。

其他并发症

直肠内探头可能会使患者过度焦虑和不适，并导致1.4%～5.3%的患者产生轻微或严重的血管迷走反应（就是所谓的穿刺中出现"虚脱"现象），并导致操作终止。前列腺活检后有0.2%～0.5%的患者发生急性尿潴留而需临时留置导尿管导尿，有明显前列腺肥大和明显下尿路症状的患者更易出现尿潴留。若穿刺前患者就有尿频、尿急、排尿困难等下尿路症状，穿刺后可能导致症状加重。出现血管迷走反应后，一般保持患者于仰卧位并给予静脉输液能缓解症状，可稍后再行进一步检查和处理。

💜 穿刺后需要注意什么?

有些患者在穿刺结束出院后，忽视了医生提到的注意事项，发生了意外而影响术后恢复。在这里，医生要特别向做完穿刺的患者提出下面4点注意事项（如图4-9所示），请您务必遵守。

（1）2周内忌酒，忌辛辣刺激食物。

（2）注意休息，避免骑车、骑马等骑跨运动。

（3）避免感染，口服1周左右的抗菌药物。若患者以前长期口服阿司匹林、华

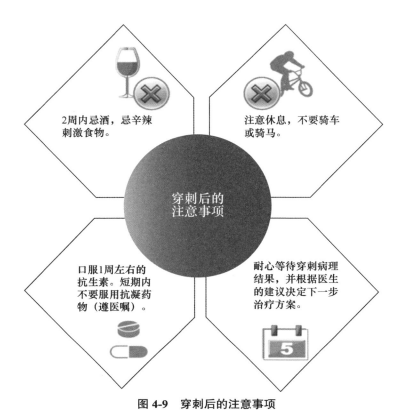

图 4-9　穿刺后的注意事项

法林等抗凝药物，短期内不要恢复用药，具体时间可与专科医生商讨。

（4）不要过度焦虑，耐心等待穿刺病理结果，并根据医生的建议决定下一步治疗方案。

前列腺癌病理报告怎么读？

上一节详细讲述了前列腺穿刺活检术的相关内容。手术完成后，取出的细条状前列腺组织被浸泡在甲醛液中送往病理室，经过石蜡包埋、切片，进行免疫组化染色，然后在显微镜下进行判读，最终得出一份穿刺病理报告。

当患者拿到病理报告时，可能会发现"癌"的字眼，这个时候患者往往感觉很崩溃。但事实上，除了"癌"字本身，真正影响前列腺癌患者健康状况的因素包括前列腺癌的病理分级、临床分期以及测得的 PSA 值。因此，本节将举例说明如何解读前列腺癌的病理报告。

💜 什么是前列腺上皮内瘤变？

我们先来看一份来自 56 岁的张先生的病理报告。

张 ××，男，56 岁。PSA 值 17 ng/ml，住院行前列腺穿刺。共穿刺 10 针，其中左外下叶可见前列腺上皮内瘤变，其余 9 针为轻度前列腺增生，诊断是：前列腺上皮内瘤变（PIN）。

张先生已经了解了一些有关前列腺癌的知识，穿刺结果出来后，他拿着报告问医生："我的 PSA 很高，但却没有发现癌，PIN 是良性的还是恶性的？需不需要治疗？"

这样的情况不是个例。所以有必要来说一说 PIN。

PIN，即前列腺上皮内瘤变，是由结构良性、覆盖着不典型上皮细胞的前列腺腺泡或腺管构成，并分为低级别 PIN 和高级别 PIN。这里所说的不典型上皮细胞是介于正常细胞和癌细胞之间的状态。目前已经有多种证据表明：高级别 PIN 是一种癌前病变。

有人曾经做过研究，在 31 例诊断为高级别 PIN 的患者中，1 年后重复穿刺的前列腺癌检出率只有 2.3%，而 3 年后重复穿刺前列腺癌的检出率则为 25.8%。低级别 PIN 则影响不大，因为低级别 PIN 进行重复穿刺检出前列腺癌的危险性与良性前列腺增生相比，并未增加。

所以，2014 年的《前列腺癌诊疗指南》中推荐：对于发现高级别 PIN 的患者，需要进行重复穿刺；重复穿刺时不应仅限于原来发现高级别 PIN 的区域，依然要进行多点系统性穿刺。穿刺时间间隔尚存争议，目前多推荐 1 ～ 3 个月。

💜 什么是 Gleason 分级和评分系统？

我们再来看一份来自 80 岁的李老先生的病理报告。

李 ××，男，80 岁。PSA 值 19 ng/ml，住院行前列腺穿刺。共穿刺 13 针，诊断结果：（前列腺）右外下和右外中可见局灶前列腺癌组织，Gleason 分级 4 ＋ 3，其余前列腺组织可见慢性炎症。

李老先生的家属拿着报告也很焦急，他们提问的焦点则是关于 Gleason 评分系统要如何正确理解。事实上，几乎每一份诊断为前列腺癌的病理报告中，都可以看到 Gleason 评分，下面就详细介绍一下该评分系统。

🫀 Gleason 分级是以什么标准进行的区分？

Gleason 分级是一位名叫 Gleason 的病理学家于 1974 年提出的。目前存在着大量评估前列腺癌的分级系统，但应用最广泛的还是 Gleason 分级。

分为 5 级：在显微镜下相对低倍放大时，根据前列腺癌的腺体结构特征确定 Gleason 分级。按照细胞分化程度的不同，可分为 1 ~ 5 级（如图 4-10 所示），对于恶性肿瘤来说，分化越好则恶性程度越低，分化越差则恶性程度越高。

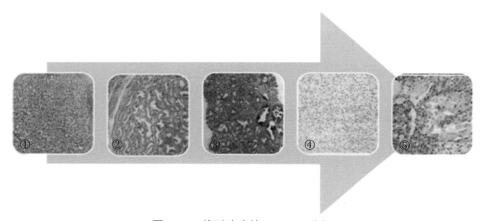

图 4-10　前列腺癌的 Gleason 分级

图 4-10 中，①号（1 级）的细胞很规律、整齐。按照箭头的方向，级别越高，生长越不规律，到④号（4 级）细胞开始呈现侵袭性，这表明其恶性程度增加。

不同级别可同时存在于同一肿瘤：每个肿瘤内这 5 个不同级别癌腺泡区域可能同时存在。我们把该区域最主要的级别的癌腺泡定为最常见生长型，其次为次常见生长型，这 2 种常见的癌肿生长形式都会影响肿瘤将来的发展，从而影响患者的寿命。

🫀 Gleason 评分系统是什么？

鉴于不同级别可以同时存在，所以在 Gleason 分级基础上又建立了 Gleason 评分系统：将最常见生长型和次常见生长型先分别分级，然后两者相加得到一个数值，即为前列腺癌的 Gleason 评分。如果癌肿只有一种均匀一致的组织学生长形式，那么分级乘以 2 即为得分。

前面我们已经提到，Gleason 分级为 5 级，因此，其评分系统可为 2 ～ 10 分，共 9 个等级。

💜 为什么 Gleason 评分范围是 2 ～ 10 分?

分化最好者，即相对最良性的，其最常见生长型和次常见生长型均为 1 级，得分为 1 + 1 = 2 分；分化最差者，即相对最恶性的，最常见生长型和次常见生长型均为 5 级，得分为 5 + 5 = 10 分。

另外需要说明 2 点：① 4 级是一个"分水岭"，Gleason 分级 4 的肿瘤，其预后（预后是指疾病将来的结局）比 Gleason 分级 3 的肿瘤要差很多；② Gleason 评分同样为 7 的肿瘤，4 + 3 分的预后则要比 3 + 4 分差。因为 4 + 3 表示 4 分的癌组织多（4 分在前的意思是该例的最常见生长型分级为 4 级），而 3 + 4 则表示 3 分的癌组织多（3 分在前的意思是该例的最常见生长型分级为 3 级）。

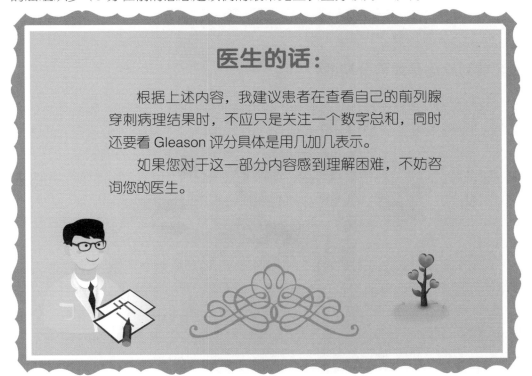

医生的话：

根据上述内容，我建议患者在查看自己的前列腺穿刺病理结果时，不应只是关注一个数字总和，同时还要看 Gleason 评分具体是用几加几表示。

如果您对于这一部分内容感到理解困难，不妨咨询您的医生。

图 4-11 则能够更加形象地说明 Gleason 不同分级的特点：对于低度侵袭性的

肿瘤来说，其温和程度像金鱼；对于高度侵袭性的肿瘤来说，其凶猛程度则堪比鲨鱼。

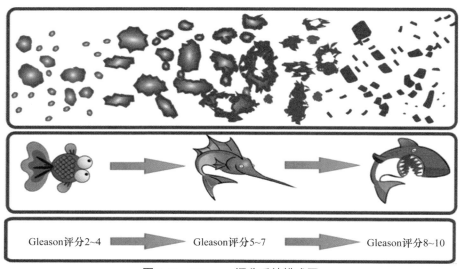

图 4-11　Gleason 评分系统模式图

💛 前列腺癌是如何分期的？

大部分人对于癌症都有一个概念，就是癌症分早期和晚期。一般而言，早期患者的生存时间更长，晚期则相对少。对于早期和晚期的患者，治疗方式的选择上也有差别。医生对前列腺癌的分期一般综合组织分级和临床分期而定。上文已经详细讲述了前列腺癌的组织分级，而除了组织分级，对前列腺癌预后影响更大的则是它的临床分期（几乎对于所有癌症，组织分级和临床分期都是影响预后最重要的两大因素）。因此，非常有必要向大家详细阐述前列腺癌临床分期的由来。

目前主要通过直肠指检（DRE）、前列腺 CT、前列腺 MRI、全身骨扫描以及淋巴结切除活检来明确分期，而 PSA 值只能协助分期。目前，大部分癌症都是采用专业的 TNM 分期。接下来的这部分内容可能相对专业，但出于对自己疾病的关心，也希望您能了解。

现在多推荐使用 2002 年美国癌症联合委员会的 TNM 分期系统进行临床分期。兹介绍如下。

🫘 T 分期是什么意思？

T 代表 tumor，中文意思是肿瘤，表示原发肿瘤的局部情况，主要通过 DRE、MRI 和前列腺穿刺活检的数目和部位来确定（如图 4-12 所示，具体见表 4-2）。

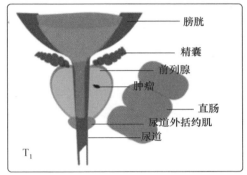
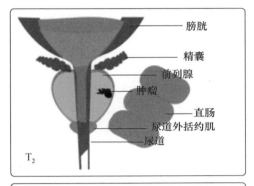
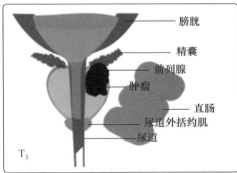
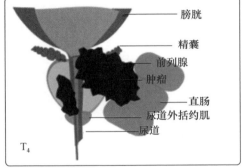

图 4-12 前列腺癌的 T 分期示意图

表 4-2 前列腺癌的 T 分期（临床和病理）

原发肿瘤（T）	
临床	病理（pT）
T_x 原发肿瘤不能评价	pT_2 局限于前列腺（注①）
T_0 无原发肿瘤证据	pT_{2a} 肿瘤限于单叶的 1/2
T_1 不能被扪及且影像学不能发现的临床隐匿肿瘤	pT_{2b} 肿瘤超过单叶 1/2 但限于该单叶
T_{1a} 偶发肿瘤体积＜所切除组织体积的 5%	pT_{2c} 肿瘤侵犯两叶
T_{1b} 偶发肿瘤体积＞所切除组织体积的 5%	pT_3 突破前列腺

原发肿瘤（T）	
临床	病理（pT）
T₁c 穿刺活检发现的肿瘤（如由于 PSA 升高进行穿刺）	pT₃a 突破前列腺
T₂ 局限于前列腺内的肿瘤	pT₃b 侵犯精囊
T₂a 肿瘤限于单叶的 1/2（≤ 1/2）	pT₄ 侵犯膀胱和直肠
T₂b 肿瘤超过单叶的 1/2 但限于该单叶（1/2 ～ 1）	
T₂c 肿瘤侵犯两叶	
T₃ 肿瘤突破前列腺包膜（注②）	
T₃a 肿瘤侵犯包膜（单侧或双侧）	
T₃b 肿瘤侵犯精囊	
T₄ 肿瘤固定或侵犯除精囊外的其他邻近组织结构，如膀胱颈、尿道外括约肌、直肠、肛提肌和（或）盆壁	

注：①因为 PSA 升高而行穿刺活检发现的单叶或两叶肿瘤，但临床 DRE 无法扪及或影像学不能发现者定为 T_{1c}；②侵犯前列腺尖部或前列腺包膜但是未突破前列腺包膜的定为 T_2。

💙 N 分期是什么意思？

N 代表 node，指淋巴结，表示淋巴结受累情况。要想准确地知道 N 分期，必须进行开放或腹腔镜淋巴结切除术，将切除的淋巴结送病理检查，确认淋巴结中是否有癌转移。但前列腺 CT 或 MRI 可以发现盆腔肿大的淋巴结，因此，前列腺 CT 或 MRI 可协助进行 N 分期。分期低于 T_2、PSA < 20 ng/ml 和 Gleason 评分 ≤ 6 的患者，淋巴结转移的概率 < 10%（表 4-3）。

表 4-3　前列腺癌的 N 分期

区域淋巴结（N）			
临床		病理	
Nₓ	区域淋巴结无法评估	PNₓ	无区域淋巴结取材标本
N₀	无区域淋巴结转移	pN₀	无区域淋巴结转移
N₁	区域淋巴结转移	pN₁	区域淋巴结转移

💙 M 分期是什么意思？

M 表示 metastasis，中文意思是转移，主要用于反映骨骼转移情况。全身骨扫描、MRI、X 线片是主要的检查方法。一旦前列腺癌诊断确立，建议进行全身骨扫描检查。对于骨扫描发现可疑病灶又不能明确诊断者，可以选择 MRI 等检查明确诊断（表 4-4）。

表 4-4　前列腺癌的 M 分期

远处转移（M）	
M_x	远处转移无法评估
M_0	无远处转移
M_1	
M_{1a}	有区域淋巴结以外的淋巴结转移
M_{1b}	骨转移
M_{1c}	其他器官组织转移

如表 4-5 所示，当前列腺癌的 T、N、M 分期都确定后，再结合前列腺癌的组织学 Gleason 分级，可以得出一个综合的分期，即 Ⅰ、Ⅱ、Ⅲ、Ⅳ期，近似于老百姓所常说的早、中、晚期。不过，临床上 TNM 分期更重要，更有意义，也更需要了解。

表 4-5　前列腺癌的 TNM 分期与对应的 Ⅰ、Ⅱ、Ⅲ、Ⅳ期

	T	N	M	G
Ⅰ期	T_{1a}	N_0	M_0	G_1
Ⅱ期	T_{1a}	N_0	M_0	G_2，$G_{3 \sim 4}$
	T_{1b}	N_0	M_0	任何 G
	T_{1c}	N_0	M_0	任何 G
	T_1	N_0	M_0	任何 G
	T_2	N_0	M_0	任何 G
Ⅲ期	T_3	N_0	M_0	任何 G
Ⅳ期	T_4	N_0	M_0	任何 G
	任何 T	N_1	M_0	任何 G
	任何 T	任何 N	M_1	任何 G

注：G，Gleason 分期

💜 临床分期和病理分期有什么区别？

在讲述前列腺癌的 TNM 分期时，表 4-2 和表 4-3 除了介绍了临床分期，还同时介绍了病理分期。两者有何区别呢？

临床分期是如何制定的？

临床分期是手术前根据前列腺穿刺活检的病理结果，结合前列腺 MRI 或 CT、全身骨扫描、PSA 值联合制定的。它并不是最准确的前列腺癌分期，其意义在于指导治疗。

病理分期是怎么确定的？

病理的英文为 pathology，所以多用小写字母 p 表示。它是通过手术后取得切除的前列腺标本（以及切除的盆腔淋巴结），观察前列腺癌的浸润范围或淋巴结的转移情况来确定的。病理分期要更准确，对前列腺癌将来的结局具有更重要的影响。

💜 什么是前列腺偶发癌？

一些被诊断为良性前列腺增生症的患者，临床上经 DRE 和各种影像学检查均未能发现有前列腺癌的证据，但在接受开放前列腺切除术或 TURP（即我们在本章曾提到的经尿道前列腺电切术）等手术时，手术后送检的标本中发现了前列腺癌组织，被称为前列腺偶发癌。目前前列腺偶发癌的概率为 4.5% ～ 9.25%，即 TNM 分期里 T_{1a}、T_{1b} 期。

💜 如何确定前列腺癌的危险程度？

上文已经分别详细讲述了血清 PSA、Gleason 评分和临床分期。这 3 个指标均能影响前列腺癌的治疗和结局。如表 4-6 所示，为了更准确地判断前列腺癌的危险程度，我们将这 3 个因素结合起来，将前列腺癌分为低危、中危和高危 3 个等级。

表 4-6　前列腺癌危险因素等级

前列腺癌危险因素等级		
	低危	中危	高危
PSA（ng/ml）	＜ 10	10 ～ 20	＞ 20
Gleason 评分	≤ 6	7	≥ 8
临床分期	≤ T_{2a}	T_{2b}	≥ T_{2c}

💜 前列腺癌分期能否具体举例分析一下？

前面花了大量的篇幅讲述前列腺癌的分级、分期，因为这些都是影响治疗、判断预后最重要的信息。下面举出几个病例，并进行前列腺癌分期，读者可以借此看看自己对于分期的掌握情况。

病例 1

王某，73 岁，PSA 值 11.03 ng/ml，f/t PSA 0.06，DRE 无异常发现，前列腺磁共振成像也未发现前列腺病变和盆腔肿大淋巴结，前列腺穿刺病理（共穿刺 11 针）提示：右内上叶可见 Gleason 4 ＋ 3 ＝ 7 分的肿瘤，其余组织无异常；穿刺后行骨扫描未见骨转移征象。

临床分期：$T_{1c}N_0M_0$，危险程度为中危。

分析：DRE 和影像学都无法发现，定为 T_1 期。MRI 示盆腔未见肿大淋巴结、骨扫描未见骨转移，因此临床分期为 $T_{1c}N_0M_0$。因为 PSA 升高而发现前列腺癌为 T_{1c}。PSA 为 10 ～ 20 ng/ml，Gleason 评分为 7 分，故危险程度为中危。

病例 2

李某，75 岁，PSA 值 22.15 ng/ml，DRE 发现左侧叶有质硬结节，前列腺磁共振成像亦可见前列腺左侧叶病变，侵犯前列腺包膜但未突破包膜，盆腔未见肿大淋巴结，前列腺穿刺病理（共穿刺 12 针）提示：左外下和左外中可见局灶前列腺癌组织，Gleason 4 ＋ 4 ＝ 8 分，其余前列腺组织轻度增生；穿刺后行骨扫描未见骨转移征象。

临床分期为 $T_{2a}N_0M_0$，危险程度为高危。

分析：DRE 和影像学均有异常发现，但癌灶未突破前列腺包膜，定为 T_2 期。前列腺一叶一般分为：外上、外中、外下、内上、内中和内下，该病例左侧叶的左外下和左外中有病变，不足左侧叶的 1/2，考虑为 T_{2a} 期。影像检查未发现区域淋巴结受累和骨转移。因此，临床分期为 $T_{2a}N_0M_0$。PSA > 20 ng/ml 且 Gleason 评分为 8 分，故危险程度为高危。

病例 3

马某，75 岁，因进行性排尿困难就诊。PSA 150 ng/ml，DRE 发现整个前列腺质地较硬，前列腺磁共振成像发现前列腺弥漫病变，考虑前列腺癌可能，突破前列腺包膜，侵犯直肠和膀胱颈，盆腔淋巴结明显肿大。前列腺穿刺（共 10 针）病理示：7 针（左外中、左外下、左内中、左内下、右内下、右外下、右外中）均可见前列腺癌组织，Gleason 5 + 4 = 9 分，穿刺后行骨扫描可见全身弥漫骨转移灶。

临床分期为 $T_4N_1M_{1a}$，危险程度为高危。

分析：DRE 和前列腺磁共振成像均能发现前列腺癌灶，且突破前列腺包膜侵犯到直肠和膀胱颈，定为 T_4 期。盆腔淋巴结肿大，定为 N_1 期。骨转移，定为 M_{1a} 期。因此，临床分期为 $T_4N_1M_{1a}$。PSA > 20 ng/ml 且 Gleason 评分 9 分，故危险程度为高危。

第5章

前列腺癌的治疗

关键问题

★ 诊断为前列腺癌后患者有什么心理变化？

★ 诊断为前列腺癌后如何正确应对？

★ 在与医生讨论治疗决策前需要进行哪些准备？

★ 局限前列腺癌的治疗方法各自的优缺点有哪些？

★ 哪些因素会影响局限前列腺癌的治疗决策？

★ 何谓等待观察、主动监测？两者有什么区别？

★ 等待观察主要适用于哪些人？有什么优缺点？

★ 主动监测主要适用于哪些人？有什么优缺点？

★ 采取主动监测时，需要监测哪些内容？

★ 什么情况下停止主动监测，转而进行积极治疗？

★ 什么样的患者适合做根治性前列腺切除术？

★ 什么样的人不适合做手术？

★ 手术治疗有什么优缺点？

★ 手术治疗的效果好吗？

★ 什么时间适合做手术？

★ 手术前需要做哪些检查？

★ 手术前还需要进行哪些准备？

★ 手术范围只包括前列腺吗？

★ 什么样的患者需要清扫淋巴结？

★ 手术有哪些并发症？

★ 如何判断患者是否出现术后尿失禁？

★ 盆底肌训练的具体方法有哪些？

★ 一般来说，患者手术后的恢复情况如何？

★ 什么是放射治疗（放疗）？

★ 放疗治疗癌症的主要机制有哪些？

★ 放疗的损伤与哪些因素有关？

★ 放疗在前列腺癌的治疗中的应用？

★ 前列腺癌的放疗有哪几种方法？

★ 外放射治疗适用于哪些人群？

★ 外放射治疗是如何进行的？

★ 分期不同的前列腺癌外放射治疗有哪几种？

★ 根治性放射治疗适用于哪期患者？

★ 术后放射治疗有哪些？

★ 姑息性放射治疗的益处有哪些？

★ 外放射治疗的副作用有哪些？

★ 外放射治疗的优缺点分别是什么？

★ 什么是近距离照射治疗？

★ 什么是永久粒子植入治疗术？

★ 近距离照射治疗所用"粒子"是什么物质？

★ 近距离照射适用于什么样的前列腺癌患者？

★ 哪些患者不适合进行近距离照射？

★ 近距离照射治疗的大致过程是怎样的？

★ 近距离照射的并发症有哪些？

★ 近距离照射治疗后有哪些注意事项？

★ 近距离照射治疗后如何随访？

★ 近距离照射的优缺点分别有什么？

★ 进展性前列腺癌包括哪些？

★ 进展性前列腺癌的治疗目标是什么？

★ 局部进展性前列腺癌可能有哪些征象或表现？

★ 局部进展性前列腺癌的治疗选择有哪几种？

★ 哪些分期适用手术治疗联合术后辅助治疗（外放射治疗或内分泌治疗）？

★ 什么是外放射治疗联合内分泌治疗？

★ 局限前列腺癌治疗后出现 PSA 升高（生化复发）意味着什么？

★ 生化复发的意思是癌症复发了吗？

★ 如何判断是否发生生化复发？

★ 根治性前列腺切除术后复发的治疗方案是什么？

★ 前列腺癌放疗后复发的治疗方案是什么？

★ 前列腺癌发生远处转移有哪些表现？如何诊断？

★ 前列腺癌发生远处转移应如何治疗？

★ 前列腺癌骨转移如何诊断？

★ 前列腺癌骨转移如何治疗？

★ 雄激素是如何产生的？

★ 雄激素有哪些作用？

★ 内分泌治疗是基于什么原理？

★ 哪些情况下适合内分泌治疗？

★ 各种临床内分泌治疗方案是如何具体应用的？

★ 什么是去势治疗？

★ 单一抗雄激素治疗（AAM）是什么？

★ 雄激素生物合成抑制剂治疗是什么？

★ 如何理解"最大限度雄激素阻断"（MAB）？

★ 根治术前新辅助内分泌治疗（NHT）是什么？

★ 间歇内分泌治疗（IHT）是什么？

★ 前列腺癌的辅助内分泌治疗（AHT）是什么？

★ 去势抵抗性前列腺癌（CRPC）的定义是什么？

★ CRPC 的治疗有哪些原则？

局限前列腺癌的治疗决策如何进行？

前列腺癌正越来越广泛地威胁着人们的健康，越来越多的人因为被发现患前列腺癌而寻求治疗。不过，在讨论治疗决策的时候，我们不能一概而论，而要首先明确患者是局限前列腺癌还是进展性前列腺癌，本节就对局限前列腺癌如何确定治疗方案做一概述。

前列腺癌的自然病史相差很大，既可以终身无任何症状，也可以表现出高度侵袭性，很快发生转移并引起可怕的疼痛，最终导致死亡。对于治疗前列腺癌的医生来说，所面临的挑战是为那些需要进行治疗的患者提供有效的治疗手段。选择合适的疗法需要医生对肿瘤的侵袭性、患者的一般情况、预期寿命和患者对生活质量的要求进行综合评价。

🫐 诊断为前列腺癌后患者有什么心理变化？

大部分患者在获知自己被诊断为癌后，都会感觉精神受到巨大的打击，这个时候往往无法认真听取医生的意见。尽管各种各样的负面情绪是在所难免的，但是良好的心态是保证治疗效果的基础。毕竟，随着科学的发展，目前临床医生对前列腺癌的治疗和控制已经取得了很大的进步。

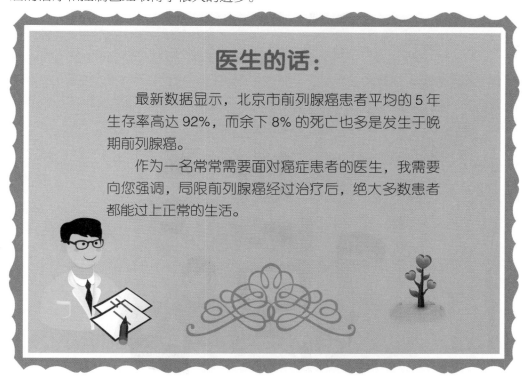

医生的话：

最新数据显示，北京市前列腺癌患者平均的 5 年生存率高达 92%，而余下 8% 的死亡也多是发生于晚期前列腺癌。

作为一名常常需要面对癌症患者的医生，我需要向您强调，局限前列腺癌经过治疗后，绝大多数患者都能过上正常的生活。

诊断为前列腺癌后如何正确应对？

（1）冷静地应对

在经历最初的悲痛后，患者需要冷静下来，理智地去获取各方面的信息，可以将患病情况与家人或朋友讨论。

（2）深思熟虑

患者没有必要在确诊后就立即做出治疗决策，可以花一段时间去深思熟虑，结合自身的各种情况，与医生沟通，做出一个对自己最有利的治疗决策。

（3）与其他患者交流

可以加入前列腺癌患者群，与那些曾经经历过前列腺癌治疗的患者交流，听听他们的意见，或许有助于做出治疗选择。

💜 在与医生讨论治疗决策前需要进行哪些准备？

前列腺癌的治疗决策相对比较复杂，如果漫无目的地谈，效率就比较低。因此，在与医生讨论之前，患者最好对自己的病情有所了解，具体来说，有下面几点建议。

（1）讨论治疗决策前，患者要对疾病的情况有所了解，包括 PSA 值、Gleason 评分、临床分期、其他基础疾病、平时的健康状况、对于生活质量的要求等。因为这些信息相对比较复杂，就诊时可以携带相关化验检查结果（如图 5-1 所示），或把比较重要的信息记录下来。

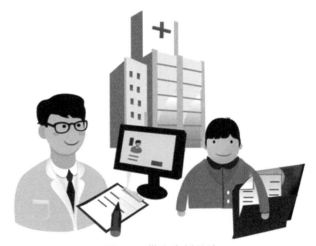

图 5-1　带齐资料就诊

（2）在就诊前可以写下一些想请教医生的问题，这样可以在就诊时一一提出，不致遗漏，从而获得更加全面的信息。

（3）最好让家人或朋友陪同，因为这么繁杂的信息，一个人判断起来可能比较棘手。

（4）如果觉得自己很难在短时间内理解医生的建议，可以在征得医生的同意后进行录音，这样会有更充足的时间去思考并制订治疗方案。

局限前列腺癌的治疗方法主要有哪些？

局限前列腺癌的治疗方法主要包括：主动监测、手术治疗和放射治疗（外放射及近距离照射）。

除了这 3 种主要的方法，还有等待观察（即暂不进行治疗，待出现症状时再治疗）和内分泌治疗等。图 5-2 是一份来自美国 2012 年的统计资料，统计了不同年龄段前列腺癌患者对各种治疗方式的选择比例。

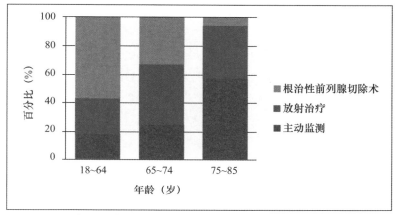

图 5-2　不同年龄段前列腺癌对各种治疗方式的选择比例（美国，2012）

目前对于预期寿命大于 10 年的低危局限前列腺癌，推荐的治疗方式优先顺序如图 5-3 所示，根治性前列腺切除术是最推荐的方式。

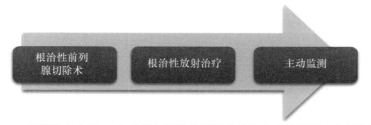

图 5-3　预期寿命大于 10 年的低危局限前列腺癌的治疗方式推荐（左侧为优）

🩶 局限前列腺癌的治疗方法各自的优缺点有哪些？

表 5-1　局限前列腺癌治疗方式比较

	主动监测	手术治疗	放疗（内照射）	放疗（外放射）
适宜人群	极低危患者，能够经常复查	低危或中危患者，年龄小于 75 岁，身体状况良好	极低危或中危患者，年轻患者，无排尿症状	低危、中危及高危患者
不适宜人群	中危或高危患者，偏远地区没有条件频繁复查，年轻患者（小于 60 岁）	高危患者，肿瘤已扩散到前列腺外；合并心肺基础疾病	中危或高危患者，前列腺较大，既往做过前列腺手术	合并胃肠道疾病

	主动监测	手术治疗	放疗（内照射）	放疗（外放射）
优点	没有治疗带来的副作用，进展风险低	对于局限于前列腺的肿瘤可以达到根治目的	住院时间短、创伤小	无创，发生勃起功能障碍、尿失禁的概率较小，可以达到根治目的
缺点	肿瘤可能扩散或转移，造成患者精神紧张	创伤大、恢复时间更长，术后发生勃起功能障碍的概率较大，术后出现尿失禁的概率较大	术后2个月内放射性粒子对周围人有辐射作用，容易发生排尿问题	治疗周期长（6～9周），肠道并发症较多

哪些因素会影响局限前列腺癌的治疗决策？

在门诊会遇到各种心态的患者，即使面对同一种疾病，大家的选择也各不相同。如图5-4所示，老张、老王和老李就都患有局限前列腺癌，而且都是疾病早期，但是他们的治疗决策却很不一样。

目前，主动监测、手术治疗和放疗这3种治疗方式，无法明确指出哪种治疗方式是最优的。因为局限前列腺癌对大多数疗法反应良好，肿瘤的恶性程度和所采用的疗法均可影响患者的治疗效果，所以很难比较不同文献报道的治疗决策优劣。此外，不同治疗方法之间疗效的判定方法也并不一定具有可比性（例如手术和放疗对

老张：主动监测   老王：手术治疗   老李：放射治疗(放疗)

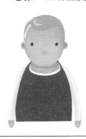 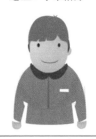 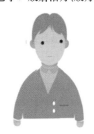

我觉得手术风险太大。听了医生的介绍后，觉得前列腺癌发展得很慢，我想先不治疗，定期复查，等这个病更严重之后我再治疗。

身体里有个肿瘤总感觉不放心。放疗虽说能治愈，但前列腺还在，而且近1个月每天都得去一次医院，太麻烦，还是切了好。

得了癌就要治疗，但我怕手术。听医生说手术后有可能尿失禁，性功能还会受影响，放疗也可以治好，我才不想挨一刀呢！还是放疗吧。

图5-4 不同患者的治疗决策不同

生化复发的定义就不同）。

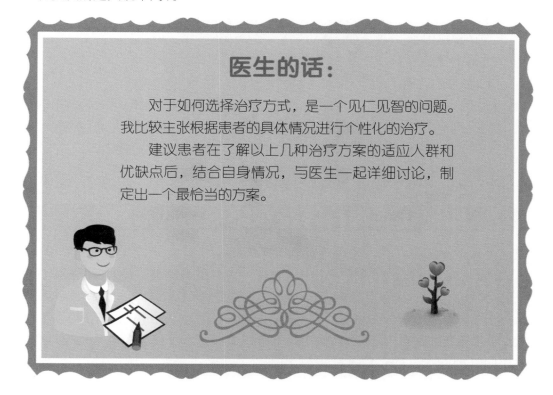

医生的话：

对于如何选择治疗方式，是一个见仁见智的问题。我比较主张根据患者的具体情况进行个性化的治疗。

建议患者在了解以上几种治疗方案的适应人群和优缺点后，结合自身情况，与医生一起详细讨论，制定出一个最恰当的方案。

在决策的过程中，主要考虑以下4个因素。

（1）预期寿命

如果预期寿命太短，选择手术治疗不仅不能延长寿命，反而可能因为手术并发症影响患者的生活质量；相反，如果预期寿命很长，发现了早期局限前列腺癌就应该及时进行根治手术，否则癌症就有可能逐渐发展至晚期。

（2）总体的健康状况

患者的整体健康状况也对治疗方式的选择有影响。首先，它会影响患者的预期寿命。其次，如果基础疾病（如冠心病、高血压、慢性阻塞性肺疾病等）比较多，患者一般状况比较差，进行手术治疗会有较大的风险。再有，有些治疗可能对患者的排尿功能、肠道功能、性功能都有影响，治疗前需要评估（如放疗可能会造成直肠出血、直肠炎症等，如果患者本身患有直肠疾病，就应尽量避免使用放疗）。

（3）前列腺癌的性质

这是影响治疗方式的最重要的因素。可能不同患者前列腺癌的性质不太相同，有的相对早期、分级较低；有的相对晚期、分级较高。早期病例就可以采用手术治疗或放疗达到根治，晚期转移病例可以采用内分泌治疗等。判断时主要看 3 个参数，即前列腺癌临床分期、Gleason 评分、危险因素等级，相关的内容本书第四章中已详细描述过。

（4）患者的意愿

这个因素也比较关键，因为治疗方案是由患者与医生一起商量之后做出的选择。对于早期的局限前列腺癌，既可以选择腹腔镜前列腺根治术，也可以选择放疗根治，还可以选择主动监测，这个时候就需要充分考虑患者自身的意愿。

如何正确看待等待观察与主动监测？

前面已经介绍过，在男性一生中有 15% ～ 20% 的概率被诊断为前列腺癌，仅有 3% 会危及生命；而种种数据显示，前列腺癌的发病率和死亡率之间有很大的差异。一些常规的尸检报告也提示，60% ～ 70% 的老年男性存在组织学前列腺癌，但绝大部分是无进展的。目前，因为 PSA 筛查的广泛应用，使得许多早期前列腺癌患者被诊断并治疗。但治疗本身并不一定能延长患者的寿命，反而可能因为过度治疗而增加并发症发生的概率，影响患者生活质量。目前，对于早期前列腺癌是否治疗，学术界还存在争议。

🫀 何谓等待观察、主动监测？ 两者有什么区别？

为了减少针对前列腺癌的过度治疗，在充分尊重患者意愿的前提下，学术界提出了针对前列腺癌的"等待观察"与"主动监测"这 2 种不同的方式（如表 5-2 所示）。

等待观察

等待观察是指已经明确前列腺癌诊断的患者，暂时不接受治疗，只进行密切观察、随访，直到出现局部或全身症状（如排尿困难、尿频、尿线变细、局部疼痛、骨痛等），才对其采取一些姑息性治疗措施（如下尿路梗阻的微创手术或内分泌治疗、放疗等）来缓解症状。这种方式相对被动，即暂时不进行治疗，待出现症状之后再治疗。即便治疗也大多只进行一些姑息治疗，没法达到治愈目的。

主动监测

主动监测是指已经明确前列腺癌诊断，可以进行治愈性治疗（手术和放疗）的患者，因为担心生活质量下降或手术风险高等可能性，不立即进行主动治疗而选择严密随访，积极地复查和监测，适时（如 PSA 值增加得更快或是穿刺发现癌的 Gleason 分级更高、范围更大时）再采取更积极的治疗方式。这是相对主动的一种方式，主要应用于早期前列腺癌患者。

所以，主动监测和等待观察的区别是，前者主动，后者被动。

表 5-2　等待观察和主动监测的区别

	等待观察	主动监测
定义	暂时不进行治疗，待出现症状之后再治疗	不立即进行主动治疗而选择严密随访
治疗时机	出现症状后	根据复查情况，适时采取治疗方式
是否复查	相对不积极	积极地复查和监测
治疗选择	姑息治疗	相对积极
特点	被动	主动

💜 等待观察主要适用于哪些人？有什么优缺点？

（1）适用人群

等待观察是一种保守治疗前列腺癌的方法。主要适用于那些年龄较大、身体体弱、基础疾病较多，不愿意接受主动治疗的前列腺癌患者。

（2）适应证

目前，关于等待观察的适应证规定如下：①晚期（M_1）的前列腺癌患者；②身体状况较差，预期寿命不到 5 年的患者；③早期但拒绝接受积极治疗的前列腺癌患者。

（3）优点

该疗法的最大优点即在于不会有治疗产生的并发症（如勃起功能障碍、尿失禁、便血、直肠炎等），患者生活质量相对更好。

（4）缺点

该疗法的缺点也同样突出，因为对肿瘤听之任之，将来肿瘤扩散转移的风险要更大。最近的一项研究表明，临床局限前列腺癌患者采取等待观察者发生局部前列腺癌进展、转移以及死于前列腺癌的概率均显著高于那些接受了根治性前列腺切除术的患者。

主动监测主要适用于哪些人？有什么优缺点？

（1）适用人群

主动监测是不立即进行治疗而选择严密随访，积极监测疾病发展进程，在肿瘤进展达到一定程度后再给予治疗。主要适用于低危（肿瘤体积较小、Gleason ≤ 6 分、PSA < 10 ng/ml），且有根治性治疗（根治性手术和根治性放疗）机会的前列腺癌患者。

（2）优点

因为前列腺癌的发展大多很慢，低危的前列腺癌患者中尤其是年龄超过 75 岁的，其死于前列腺癌的可能性很小。这给选择主动监测提供了理论依据。其优点是不会带来治疗所导致的并发症，生活质量相对较好。

（3）缺点

缺点是有可能使肿瘤发生进展和转移，而且采取主动监测需要重复地进行前列腺穿刺活检，使前列腺及周围组织发生改变，促发炎症反应，导致将来进行手术治疗时难度增加。有些患者因为携带着未治疗的肿瘤生活，其心理负担较重，有焦虑情绪。最近有一份研究指出，选择主动监测的患者，其 10 年内因前列腺癌去世的比例为 3.6%，而积极治疗组为 2.7%。因此，选择主动监测的患者必须充分知情，了解并接受肿瘤局部进展和转移的风险。

采取主动监测时，需要监测哪些内容？

（1）前 2 年每 3 个月复查 PSA 和 DRE，2 年后可每 6 个月复查 1 次。

（2）主动监测过程中的第一次前列腺穿刺应在诊断前列腺癌后的 1 年内完成。因为初次穿刺可能漏检一些高级别的肿瘤，如果穿刺阴性或者与诊断前列腺癌时的穿刺病理结果相比没有太大变化，则可以根据 PSA 倍增时间（即 PSA 升高 1 倍的时间）、PSA 速率、患者的焦虑状况（患者身体内有恶性肿瘤存在时，大部分人难免会有焦虑情绪）、年龄以及影像学（如 MRI）情况等因素选择重复穿刺的时机。一般建议每 3 ～ 5 年重复穿刺检查。

（3）某研究显示，度他雄胺可以降低低危前列腺癌进展的风险，因此，对于采取主动监测的低危前列腺癌患者不妨长期服用。

什么情况下停止主动监测，转而进行积极治疗？

当患者 PSA 水平持续上升、DRE 提示肿瘤生长，或者活检标本发现肿瘤组织扩大时，则需要开始进行积极治疗。主要考虑以下情况。

★ **Gleason 评分**

前列腺穿刺活检提示 Gleason 评分超过 4 ＋ 3，或者穿刺组织中发现肿瘤组织明显增多时，需要积极治疗。

★ **PSA**

PSA 倍增时间＜ 3 年或 PSA 速率＞ 2.0 ng/（ml·a），提示病情可能在进展，这时可以进一步进行穿刺或做多参数的 MRI 检查，再根据相应结果考虑是否进行积极治疗。

★ **MRI**

当 Gleason 评分＜ 6 而 PSA 上升很快时，进行多参数的 MRI 检查有重要参考意义。若结果有阳性发现，则需要进一步进行穿刺，根据结果采取下一步治疗或直接进行积极治疗；若无阳性发现，则基本可以排除 94% ～ 97% 的高级别前列腺癌。

★ **患者的意愿**

这也是一个重要因素，有些患者可能非常焦虑，不愿带瘤生存，想要根治它。

前列腺癌的手术治疗都有哪些须知？

根治性前列腺切除术是第一种用于治疗前列腺癌的方法，也是治愈局限前列腺癌最有效的方法之一，已开展了 100 年以上。这种手术的技术难度很高。尽管目前人们已经找到一些更简单的疗法（放疗、化疗、内分泌治疗等）来治疗早期前列腺癌，但没有哪种疗法能够替代它，根治性前列腺切除术仍然是治疗前列腺癌的"金标准"。因为激素治疗（或称内分泌治疗）和化疗并不能治愈前列腺癌，而即使肿瘤局限于前列腺内，放疗或者其他物理疗法也无法杀灭全部癌细胞。目前，对于低危局限前列腺癌，仍首选根治性前列腺切除术。

从医学专业角度来讲，根治术的主要术式有传统的开放性经会阴、经耻骨后前列腺根治性切除术，以及近年发展的腹腔镜前列腺根治术和机器人辅助腹腔镜前列腺根治术。以我国目前的经济水平，目前开展最广泛的是腹腔镜前列腺根治术。腹腔镜手术也分经腹腔和经腹膜外两种入路。当然，这些都是专业问题，选择哪种入路主要根据手术医生的习惯，患者大可不必细究。

🫀 什么样的患者适合做根治性前列腺切除术？

根治术适用于可以治愈的局限前列腺癌。先要对肿瘤的临床分期、患者的预期寿命和总体健康状况进行综合考虑，然后决定是否进行手术。

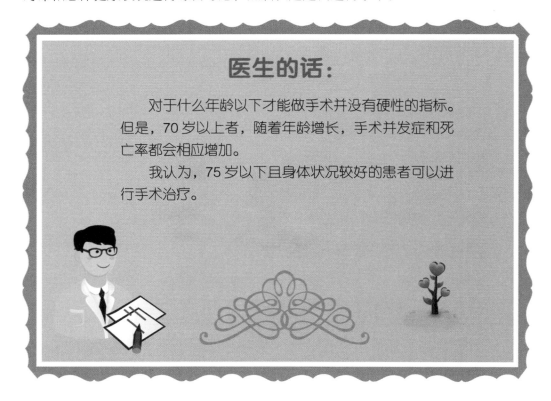

医生的话：

对于什么年龄以下才能做手术并没有硬性的指标。但是，70 岁以上者，随着年龄增长，手术并发症和死亡率都会相应增加。

我认为，75 岁以下且身体状况较好的患者可以进行手术治疗。

下面，我们从不同的角度阐述一下什么样的患者需要进行手术治疗（如图 5-5 所示）。

（1）临床分期

$T_1 \sim T_{2c}$ 期局限前列腺癌（即肿瘤尚未突破前列腺包膜），可进行手术。

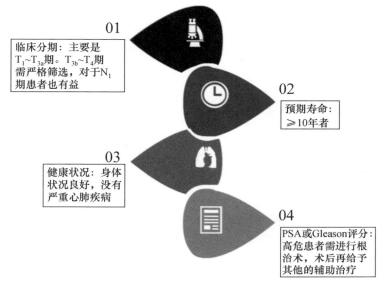

01

临床分期：主要是 T_1~T_{3a} 期。T_{3b}~T_4 期需严格筛选，对于 N_1 期患者也有益

02

预期寿命：≥10 年者

03

健康状况：身体状况良好，没有严重心肺疾病

04

PSA 或 Gleason 评分：高危患者需进行根治术，术后再给予其他的辅助治疗

图 5-5　适合做根治性前列腺切除术的患者条件

T_{3a} 期也可以进行根治术，部分患者术后病理证实为 pT_2 期，这意味着最终病理结果比预期的要好，而且因为已施行根治术所以治愈了。对于术后病理证实为 pT_3 期的患者则可根据情况，再进行行术后辅助内分泌治疗或辅助放疗。

T_{3b} ~ T_4 期患者在严格筛选后（如肿瘤未侵犯尿道括约肌或未与盆壁固定，肿瘤体积相对较小）可行根治术并辅以综合治疗。

此外，对于已经有淋巴结转移的 N_1 期患者，也主张先行根治术，术后再给予辅助治疗，可使患者受益。

（2）预期寿命

预期寿命 ≥ 10 年者可选择根治术。因为前列腺癌自然病程本来就很长，发展相对比较慢，如果本身患者预期存活时间比较短，贸然进行手术，不仅无法改善寿命，反而因为手术的打击可能减少寿命，得不偿失。

（3）健康状况

目前前列腺癌患者多为老年男性，手术并发症的发生率与身体状况密切相关。只有身体状况良好、没有严重心肺疾病的患者才适合根治术。

（4）PSA 或 Gleason 评分

PSA 或 Gleason 评分高危患者（临床分期 T_{2c} 及以上，PSA ≥ 20 ng/ml，Gleason 评分 ≥ 8 分）。

如果局限前列腺癌患者符合上述分期和预期寿命条件，需进行根治术，术后再给予其他的辅助治疗。

💜 什么样的人不适合做手术？

所谓不适合手术，其实就是医学上常讲的具有手术禁忌证，主要包括下面这几种情况：

（1）患有显著增加手术危险性的疾病，如严重的心血管疾病、肺功能不良等。

（2）患有严重出血倾向或血液凝固障碍疾病（如血友病）。

（3）骨转移或其他远处转移（即 M_1 期患者）。

（4）预期寿命不足 10 年。

💜 手术治疗有什么优缺点？

优点

①可以完整切除前列腺癌，达到根治目的；②术后 PSA 即明显下降；③与放疗相比，肠道并发症少。

缺点

①术后出现勃起功能障碍的可能性较高，除了进行保留神经的手术的患者以外，大部分患者会出现不育和性高潮时无法射精；②术后出现尿失禁的可能性较高；③对于基础疾病较多的患者，手术治疗风险较大。

💜 手术治疗的效果好吗？

对于早期前列腺癌，手术治疗可以达到根治目的，其效果还是很确切的。

表 5-3 是一组来自欧美的数据，根据这些数据，前列腺癌患者在治疗后总体结果还是很乐观的，目前北京市前列腺癌患者的 5 年生存率也高达 92%。

表 5-3　前列腺癌手术后的生存率（欧美国家）

生存率	术后 5 年	术后 10 年	术后 15 年
无瘤生存率	75% ～ 85%	70% ～ 80%	60%
总生存率	96% ～ 98%	90% ～ 96%	81% ～ 82%

🫀 什么时间适合做手术？

一旦确诊前列腺癌并且符合上述前列腺癌根治术的适应证，就可以做手术。此前，有报道称，接受经直肠穿刺活检并被诊断为前列腺癌的患者需等待 6～8 周再进行手术，以降低手术难度；而接受经尿道前列腺切除术者需等待 12 周。最新的研究证实，进行经直肠穿刺活检术的患者，等待 2 周即可手术，并不会影响手术难度。另外，术前应停服阿司匹林、华法林、硫酸氢氯吡格雷片（波立维）等药物至少 1 周。

🫀 手术前需要做哪些检查？

前列腺癌根治术术前需要再进行一系列的检查。为了方便您理解，我把这些检查分成了下面 3 类。

> ★ **任何手术都需要的常规检查**
> 　　血常规、血生化、凝血分析、粪便常规、尿常规、感染四项、X 线胸片、心电图等。
> ★ **前列腺癌相关检查**
> 　　MRI（大部分患者在前列腺穿刺之前已做过，可不必再做）、骨扫描（排除骨转移，因为有骨转移的患者不能进行手术治疗）等。
> ★ **其他辅助检查**
> 　　前列腺癌患者多为老年男性，心肺功能相对欠佳，可酌情进行超声心动图和肺功能检查。另外，腹腔镜手术过程中，需要采用二氧化碳气腹机来维持压力，造成患者血循环中二氧化碳分压增高，可于术前进行血气分析，评估血中二氧化碳分压情况。

🫀 手术前还需要进行哪些准备？

大部分患者手术前都很紧张，请您仔细看看图 5-6，相信您了解这些内容后就会对手术流程胸有成竹了。

住院后	·完成上述相关检查。 ·手术医生向患者或家属交代手术的必要性、可能的风险、并发症等，并与患者或家属签署手术知情同意书。
术前	·术前一天晚上，完成会阴部位备皮，开始禁食水。 ·术前应进行青霉素皮试，而术前穿抗血栓弹力袜则可以对老年男性起到预防静脉血栓的作用。
手术当天	·若患者长期口服降压药、抗精神病药等其他药物，手术当天早上用一口水服下药物（口服降糖药除外）。 ·保持放松的心态，信任医生。

图 5-6　患者手术前需要做的准备工作

💜 手术范围只包括前列腺吗？

手术切除范围包括完整的前列腺、双侧精囊和双侧输精管壶腹段、膀胱颈部（如图 5-7 所示）。

需要提醒您的是，术前有勃起功能的低危局限前列腺癌患者，可行保留神经的手术。男性的勃起功能是由勃起神经控制的，如果手术中保留了相应的神经，则术后性功能得

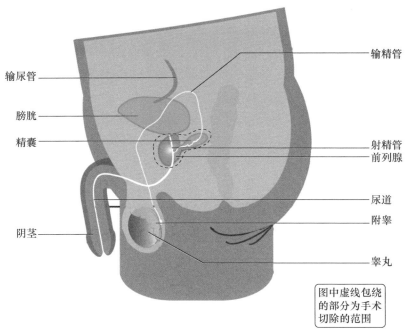

输尿管
膀胱
精囊
阴茎

输精管
射精管
前列腺
尿道
附睾
睾丸

图中虚线包绕的部分为手术切除的范围

图 5-7　手术切除范围

以保留，其中分期为 T_{2a} 的患者可选择保留单侧神经手术。但是，手术中如果发现肿瘤可能侵及神经血管束，则不能进行保留神经的手术，因为这有可能导致癌灶残留。

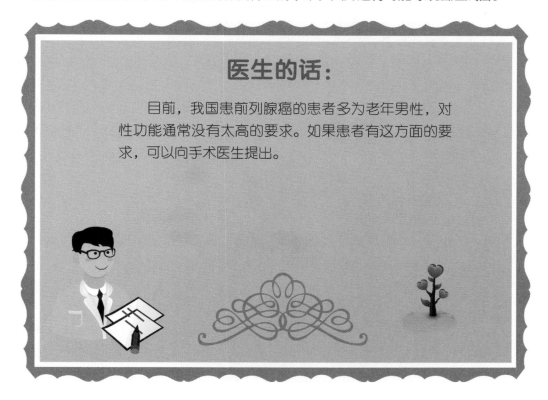

医生的话：

目前，我国患前列腺癌的患者多为老年男性，对性功能通常没有太高的要求。如果患者有这方面的要求，可以向手术医生提出。

什么样的患者需要清扫淋巴结？

目前多主张对中高危前列腺癌（危险程度分级详见第四章中有关前列腺癌病理解读的内容）的患者进行扩大盆腔淋巴结切除术，包括髂外、髂内、闭孔淋巴结等。一方面根据术后病理可以获得更为精确的病理分期，指导术后辅助治疗；另一方面可以去除微小的转移灶，有益于前列腺癌的治疗。但该手术并发症较多，因此，对于低危局限前列腺癌不建议进行盆腔淋巴结清扫。而且，目前对于切除淋巴结能否改善患者今后的生存情况，尚无定论。

手术有哪些并发症？

目前围术期死亡率为 0 ～ 2.1%，主要并发症可以分为术中并发症和术后并发症。

★ 术中并发症

（1）术中严重出血：因手术中损伤血管导致出血。

（2）直肠损伤：直肠紧邻前列腺，若癌灶导致前列腺与直肠粘连，则直肠损伤风险增高。

（3）肺栓塞：发生于深部静脉血栓形成后，静脉血栓脱落，进入肺血管，大块血栓堵塞肺血管有生命危险。老年人发生肺栓塞的风险更高。

（4）腹腔镜前列腺癌根治术还可能出现转行开腹手术、癌细胞沿切口种植转移、气体栓塞、高碳酸血症（因为采用的是二氧化碳气腹，手术时间长则易出现）等并发症。

★ 术后并发症

（1）勃起功能障碍：发生率为 40% ~ 80%，因术中损伤了控制勃起功能的血管神经束而导致。

（2）深部静脉血栓：多见于高危患者，高龄、术后卧床时间长、合并某些内科疾病等，均可导致静脉血栓风险增加。

（3）淋巴囊肿：术中若损伤淋巴管则会导致淋巴囊肿。

（4）尿瘘：如果膀胱尿道吻合不好，尿液会从吻合口漏入盆腔。

（5）排尿异常：手术可能导致尿失禁、膀胱尿道吻合口狭窄、尿道狭窄等。

其中，术后尿失禁为根治性前列腺切除术后最主要的并发症。男性正常的排尿过程需要有稳定的膀胱逼尿肌、功能良好的尿道括约肌及正常的神经支配。根治性前列腺切除术后尿失禁主要与前列腺和后尿道完全切除致使控尿的结构明显变少有关。

💜 如何判断患者是否出现术后尿失禁？

根治性前列腺切除术拔除气囊尿管后近期内均存在不同程度的尿失禁。术后 3 个月控尿者可达 44.1%，6 个月为 74.7%，12 个月以后为 83.8%。

如果术后 1 年，患者仍然无法正常控尿，则可诊断为前列腺切除术后尿失禁，这时需要寻求专业的帮助并进行合理的治疗。

据 Walsh 报道，耻骨后根治性前列腺切除术后尿失禁发生率为 8%，92% 的患者可以完全控制排尿，当然这与术者手术技巧和患者的选择有密切关系。

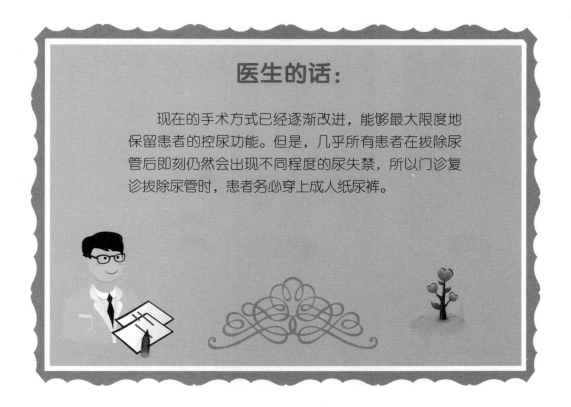

医生的话：

现在的手术方式已经逐渐改进，能够最大限度地保留患者的控尿功能。但是，几乎所有患者在拔除尿管后即刻仍然会出现不同程度的尿失禁，所以门诊复诊拔除尿管时，患者务必穿上成人纸尿裤。

💜 盆底肌训练的具体方法有哪些？

如果出现尿失禁的情况，可以在医生和护士的培训下进行盆底肌训练（或称提肛训练）。经过这样的训练，92% 的患者在 1 年以内都可以完全控制排尿。具体方法为：腹部、会阴、肛门同时收缩，屏住呼吸，每天早中晚共锻炼 3 组，每组连续收缩 30 次，每次持续收缩 10 秒以上。评估患者是否掌握此锻炼方法是以护理人员的手指插入患者肛门内能感觉到有收缩力为准。当然，患者也可以自己感觉，如果感觉到有肛门紧缩感，则证明是一次成功的盆底肌训练。

💜 一般来说，患者手术后的恢复情况如何？

一名经常做手术的医生，往往已经习惯患者和家属在术后第一时间询问我"什么时间能恢复日常生活？"这类问题。为了便于患者理解，请参考图 5-8。

医生的话：

　　尽管"早日康复"是每个人的心愿，但欲速则不达，我们要尊重客观规律，手术后对于恢复不必过于心急。

　　患者要尽量配合医护人员的工作，不要有太重的心理负担，相信自己能够很快康复。

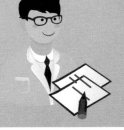

手术后 24小时	●术后患者回到病房，开始进行输液、消炎治疗。 ●待患者排气后，可以慢慢开始进食半流食，减少输液量，逐渐过渡，最终恢复正常饮食。
手术后 2周内	●术后1～2日左右，根据患者自身恢复情况，可开始下地活动。 ●术后留置的盆腔引流管，连续引流量小于10ml后，可拔出引流管。拔出引流管后引流口可能出现少量渗液，属于正常现象（正如用吸管喝有些黏性的饮料，从一个位置不可能将其吸净，所以拔管后　一定会有少量渗液）。一般拔除盆腔引流管后次日即可出院。
手术后 2个月内	●术后2周左右拔尿管（根据术中尿道吻合的情况，留置尿管的时间可酌情延长，具体时间遵医嘱）。注意患者拔尿管后自行排尿的情况。 ●术后1～2个月内应尽量避免重体力活动，术后6个月内尽量避免性生活。

图 5-8　手术后的一般恢复情况

前列腺癌的放射治疗是怎样的治疗方法？

什么是放射治疗（放疗）？

肿瘤放射治疗（放疗）是用放射线治疗癌症，是一种新兴的技术手段。具体而言，放疗是利用放射线（如放射性同位素产生的 α、β、γ 射线和各类 X 射线治疗机或加速器产生的 X 射线、电子线、质子束及其他粒子束等）治疗恶性肿瘤的一种方法。

放疗治疗癌症的主要机制有哪些？

放疗治疗癌症主要通过直接损伤和间接损伤 2 种机制：

（1）直接损伤 主要由放射线直接作用于癌细胞内有机分子而产生的自由基引起脱氧核糖核酸（Deoxyribonucleic Acid，DNA）分子出现断裂、交叉。

（2）间接损伤 放射线使人体组织内水发生电离，产生自由基，这些自由基再和癌细胞内的生物大分子发生作用，导致不可逆损伤。

这 2 种效应具有同等的重要性。射线杀伤肿瘤主要是通过影响细胞内的 DNA 或核糖核酸（Ribonucleic Acid，RNA）而实现的。

需要说明的是，肿瘤细胞经射线作用后并不立即死亡。射线对 DNA 或 RNA 的作用是阻止肿瘤细胞继续分裂，进而导致死亡。由于前列腺癌细胞分化较慢，射线治疗后几个月肿瘤细胞仍不死亡；这就是为什么治疗后需要相当长的时间 PSA 才能降低到较低水平。

放疗已经历了一个多世纪的发展历史。在伦琴发现 X 射线、居里夫人发现镭之后，很快放射线就陆续用于临床治疗恶性肿瘤，直到目前仍是恶性肿瘤重要的局部治疗方法。大约 70% 的癌症患者在治疗过程中需要采用放疗，约有 40% 的癌症病例可以通过放疗得到根治。放疗在肿瘤治疗中的作用和地位日益突出，已经成为治疗恶性肿瘤的主要手段之一。

放疗的损伤与哪些因素有关？

常规放疗会引起一些副作用，如虚弱、乏力、头晕、头痛、厌食等，还可出现一定程度的皮肤反应。放射线对组织或器官的损伤程度与很多因素有关。

★ 组织或器官对放射线的敏感性

一般情况是组织或器官对放射线的敏感性与细胞的增殖能力成正比，即繁殖能力越强的组织或器官，对放射线越敏感。淋巴组织、骨髓、睾丸、卵巢、小肠上皮等对放射线最敏感，最容易受损害；较为敏感的是皮肤上皮、角膜、口腔、鼻腔、胃和膀胱上皮等；最不敏感的组织是肌肉、骨和神经组织。

★ 组织受照射面积及单次照射剂量

面积越大，剂量越高，一般损伤也越大。

★ 患者的一般状况

患者有无并发的疾病，如恶病质、感染性疾病、心肺血管疾病等，都影响其对射线反应的程度。

★ 年龄

这也是一个因素，青少年较成年人敏感，但到老年敏感性又增加。

放疗在前列腺癌的治疗中的应用？

目前已有多项研究证实，对于局限前列腺癌，放疗也可以起到根治的目的，即达到彻底治愈。以往，前列腺癌放疗采取的方式是放射线自盆腔照射，如此一来，除了杀死前列腺癌细胞，还会波及邻近的器官（如直肠、膀胱等），引起排尿、排便等问题。但自 20 世纪 80 年代初期，前列腺癌放疗取得了 2 个重要进展。

（1）直线加速器的出现和适形技术

三维适形放疗（Three-Dimensional Conformal Radiotherapy，3D-CRT）和调强适形放疗（Intensity-Modulated Radiation Therapy，IMRT）都是目前前列腺癌放疗中最主流的技术。如图 5-9 所示，这些技术的进步可以使大剂量放射线到达盆腔，同时又减少了射线对直肠前壁、前列腺尿道部、股骨头和膀胱颈等正常组织的损伤，即实现了精确打击的目的。

（2）应用图像引导技术

在前列腺内植入放射性物质的过程中，应用图像引导技术（Image-Guided Radiation Therapy，IGRT），克服了原先植入技术的盲目性，在提高前列腺放疗剂量的同时又最大限度地保护了周围正常组织。

上述这 2 个进展，都提高了肿瘤控制率，并降低了放疗的副作用。

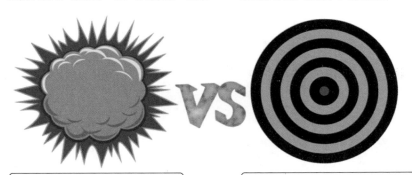

旧放疗方式：像爆破一样，容易波及"无辜"　　新放疗方式：损伤小，精确打击

以往，前列腺放疗是用放射线照射盆腔，除了杀死前列腺癌细胞，还会波及邻近的器官，引起排尿、排便障碍等问题。

目前，适形放疗是前列腺癌放疗中最主流的技术，可以使大剂量放射线到达盆腔，同时又减少了射线对正常组织的损伤，即实现了精确打击的目的。

图 5-9　适形技术对于放疗的影响

考虑到目前放疗技术的进步，该疗法既能对局限前列腺癌达到根治，又比手术创伤相对小，所以这一疗法正受到越来越多患者的青睐。

♥ 前列腺癌的放疗有哪几种方法？

前列腺癌的放疗方法有 2 种。

（1）外放射治疗（External Beam Radiotherapy，EBRT）

即从体外利用放射线对肿瘤进行治疗。

（2）近距离照射治疗（Brachytherapy）

即将放射性粒子置入前列腺内进行体内照射。

前列腺癌的外放射治疗是怎样的治疗方法？

♥ 外放射治疗适用于哪些人群？

因为治疗目的的不同，外放射治疗（外放疗）可以用于前列腺癌各期患者（包括局限前列腺癌、进展性前列腺癌、晚期转移癌等）。需要强调的是，既往有过盆腔放疗史的患者不宜再进行外放疗，有直肠感染或者严重肠道疾病（如溃疡性结肠炎、严重腹泻等）的人也不适合该疗法。

🫀 外放射治疗是如何进行的？

大致步骤如图 5-10 所示。

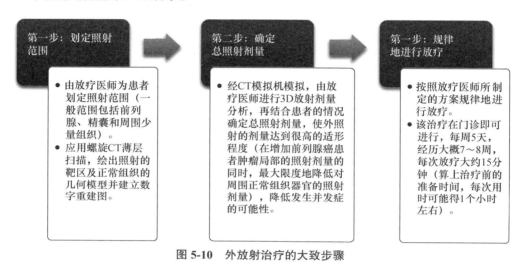

第一步：划定照射范围
- 由放疗医师为患者划定照射范围（一般范围包括前列腺、精囊和周围少量组织）。
- 应用螺旋CT薄层扫描，绘出照射的靶区及正常组织的几何模型并建立数字重建图。

第二步：确定总照射剂量
- 经CT模拟机模拟，由放疗医师进行3D放射剂量分析，再结合患者的情况确定总照射剂量，使外照射的剂量达到很高的适形程度（在增加前列腺癌患者肿瘤局部的照射剂量的同时，最大限度地降低对周围正常组织器官的照射剂量），降低发生并发症的可能性。

第一步：规律地进行放疗
- 按照放疗医师所制定的方案规律地进行放疗。
- 该治疗在门诊即可进行，每周5天，经历大概7～8周，每次放疗大约15分钟（算上治疗前的准备时间，每次用时可能得1个小时左右）。

图 5-10　外放射治疗的大致步骤

🫀 分期不同的前列腺癌外放射治疗有哪几种？

外放射治疗根据治疗目的不同可分为 3 类，即根治性放疗、术后放疗和姑息性放疗。

🫀 根治性放射治疗适用于哪期患者？

根治性放射治疗是局限前列腺癌和一部分进展性前列腺癌患者的治疗手段，可达到根治目的。

（1）局限前列腺癌（$T_{1\sim2c}N_0M_0$）外放射治疗：根据患者 TNM 分期、PSA 和 Gleason 评分及年龄等预后指标不同，将局限前列腺癌患者分为 3 组，即低危组、中危组和高危组，治疗时要区别对待。

1）低危组（$T_{1\sim2a}$、Gleason 评分 ≤ 6 分和 PSA ＜ 10 ng/ml）：建议照射剂量至少要 ≥ 74 Gy（注：Gy 是放疗剂量单位），此类患者不需要进行盆腔淋巴结照射或内分泌治疗。对于低危且年龄较大的患者，建议首选放疗。

2）中危组（T_{2b}、Gleason 评分 = 7 分和 PSA 为 10～20 ng/ml）：建议提高外照射剂量至 76～81 Gy，此类患者可考虑行盆腔淋巴结照射治疗，并进行 4～6 个月的新辅助 / 同步 / 辅助内分泌治疗。（注："辅助内分泌治疗"表示在放疗后进行内分泌治疗；"新辅助内分泌治疗"表示在放疗前进行内分泌治疗；"同步内分泌治疗"表示同时进行内分泌治疗。具体可见本章后面几节有关内分泌的治疗的内容。）

3）高危组（T_{2c}、Gleason 评分 > 7 分和 PSA > 20 ng/ml）：建议进一步提高外照射剂量至 78～80 Gy，并行盆腔淋巴结照射治疗，同时行长程新辅助 / 同步 / 辅助内分泌治疗（2～3 年）。对于高危的局限前列腺癌患者，建议首选放疗。

（2）局部晚期前列腺癌（$T_{3\sim4}N_0M_0$）的放射治疗：采用放射治疗联合长程内分泌治疗（2～3 年）。对于这类患者，放疗是首选方法，若前列腺癌未与盆壁固定，也可选择手术治疗。

（3）淋巴结转移前列腺癌（$T_{1\sim4}N_1M_0$）的放射治疗：对于高风险的淋巴结转移前列腺癌，如果患者没有合并其他严重疾病，可采用盆腔放射治疗联合长程新辅助 / 同步 / 辅助内分泌治疗（2～3 年）。如果患者一般状况较差，不能耐受放疗，则单纯进行内分泌治疗即可。

🩶 术后放射治疗有哪些？

（1）术后辅助性放射治疗：主要适用于一些高危病例，如前列腺癌根治术后病理为 $pT_3\sim pT_4$（即肿瘤突破前列腺至侵犯膀胱和直肠）、精囊受侵、手术标本切缘阳性（即切缘仍有癌灶残余）、Gleason 评分 8～10 分者，通过术后辅助放疗，可以延长患者生存时间，延迟复发。一般在术后症状（如尿失禁）缓解后开始，原则上距手术时间不超过 1 年。

（2）术后挽救性放射治疗：适用于手术后 PSA 未降至测不出的水平或生化复发者，挽救放疗要求尽早开始，原则上在 PSA < 1 ng/ml 且 PSA 倍增时间短的时候开始（注：前列腺癌术后生化复发是指术后连续 2 次血清 PSA 水平 ⩾ 0.4 ng/ml）。

由于治疗方案的选择对于患者十分重要，为了便于理解，可参考表 5-4。不过，这张表所涉及的内容比较复杂，而且具体到不同的患者时所需要的方案也不能照本宜科。所以，确定治疗方案时请务必询问手术医生。

表 5-4　不同类型前列腺癌的治疗方案选择

患者的情况		方案选择	外放疗联合 ADT 原则
局限前列腺癌	低危	放疗和手术均是首选方法。老年患者建议首选放疗	IMRT/3D-CRT。建议有条件者每日使用 IGRT
	中危	放疗和手术均是首选方法。老年患者建议首选放疗	IMRT/3D-CRT± 短程新辅助 / 同步 / 辅助 ADT（4 ～ 6 个月）。建议有条件者每日使用 IGRT
	高危	放疗是首选方法	IMRT/3D-CRT± 长程新辅助 / 同步 / 辅助 ADT（2 ～ 3 年）。建议有条件者每日使用 IGRT
局部进展前列腺癌		放疗是首选方法。肿瘤未与盆壁固定的患者也可选择手术。	IMRT/3D-CRT± 长程新辅助 / 同步 / 辅助 ADT（2 ～ 3 年）。建议有条件者每日使用 IGRT
淋巴结转移		放疗联合内分泌治疗。一般状况差、不能耐受者可选择单纯 ADT	IMRT/3D-CRT± 长程新辅助 / 同步 / 辅助 ADT（2 ～ 3 年）。建议有条件者每日使用 IGRT
远处转移		首选 ADT。放疗可作为减轻症状的手段	IMRT/3D-CRT。四肢或远离重要器官的骨转移可使用传统的二维放疗
术后放疗		辅助放疗：适用于术后 $pT_3 \sim pT_4$，或切缘阳性，或 Gleason 评分 9 ～ 10 分者	术后症状（如尿失禁）缓解后开始，原则上不超过 1 年
		挽救放疗：适用于术后 PSA 未降至测不出的水平或生化复发者	尽早开始。原则上在 PSA < 1 ng/ml 且倍增时间短的时候开始

　　注：IMRT 指调强适形放疗，3D-CRT 指三维适形放疗，两者均为目前最常用的前列腺癌外放射治疗方式，ADT 指雄激素剥夺治疗

🫀 姑息性放射治疗的益处有哪些？

　　对于晚期或转移性前列腺癌患者（$T_{1 \sim 4}N_{0 \sim 1}M_1$），前列腺癌盆腔扩散或淋巴结转移可导致盆腔疼痛、便秘、下肢肿胀、输尿管梗阻、肾积水等。姑息性放疗能有效改善患者上述症状，提高患者的生活质量，但发生远处转移的患者还是首选内分泌治疗。

💜 外放射治疗的副作用有哪些?

外放疗引起的副作用与单次剂量、总剂量、放疗方案和照射体积有关。副作用多发生在常规放疗,目前多采用适形放疗或调强适形放疗,副作用发生率可降低很多。

> **★ 急性期常见副作用**
>
> 外放疗的急性期常见副作用包括尿频、尿急、夜尿增多、血尿、腹泻、下坠感、里急后重、便血、肛周皮肤糜烂等,一般放疗结束数周后上述症状逐渐消失,是可逆的。
>
> **★ 晚期副作用**
>
> 最明显的是直肠出血,但严重影响生活、需要外科治疗的便血发生率不足 1%。其他可能的并发症(如出血性膀胱炎)也会发生,但经过保守治疗病情可以得到改善。
>
> **★ 诱发癌症的风险**
>
> 最新的回顾性研究证实,前列腺癌放疗能增加患者患直肠癌和膀胱癌的风险:与根治术相比,直肠癌的发病风险约提高 1.7 倍;与健康人群相比膀胱癌的患病风险约提高 2.34 倍。

💜 外放射治疗的优缺点分别是什么?

优点

①该治疗对患者的创伤比手术小;②与根治手术相比,治疗后勃起功能障碍的发生率更低,患者生活质量更高;③与根治手术相比,治疗后尿失禁的比例更低;④不仅可以根治局限前列腺癌($T_{1\sim2}N_0M_0$),对有些局部进展性前列腺癌也可达到根治目的(仅限于已突破前列腺包膜,但仍局限于前列腺区域的 $T_3N_0M_0$ 期前列腺癌);⑤治疗期间体内无放射线残留,可以和家人或朋友正常接触。

缺点

①治疗周期长,有将近 2 个月的时间需要每天去医院;②与根治手术相比,肠道并发症更多。

表 5-5 是一份来自澳大利亚的研究,统计了前列腺癌不同疗法治疗后 3 年的并发症概率。

表 5-5　前列腺癌不同疗法治疗后 3 年的并发症概率（澳大利亚）

	主动监测	保留神经血管束的根治手术	不保留神经血管束的根治手术	外放射	近距离照射
尿失禁	3%	9%	15%	3%	5%
中重度肠道并发症	6%	4%	3%	6%	0
勃起功能障碍	54%	68%	87%	54%	36%

前列腺癌的近距离照射治疗是怎样的治疗方法？

💜 什么是近距离照射治疗？

前面的内容已经讲述了前列腺癌放疗中的外放射治疗，下面将主要讲述前列腺癌的近距离照射治疗，其发展历程如图 5-11 所示。

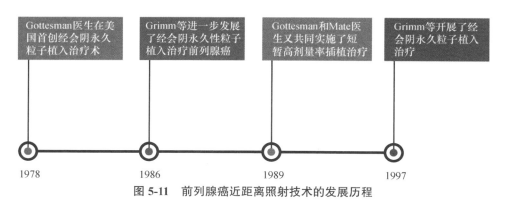

Gottesman医生在美国首创经会阴永久粒子植入治疗术	Grimm等进一步发展了经会阴永久性粒子植入治疗前列腺癌	Gottesman和Mate医生又共同实施了短暂高剂量率插植治疗	Grimm等开展了经会阴永久粒子植入治疗
1978	1986	1989	1997

图 5-11　前列腺癌近距离照射技术的发展历程

近距离照射治疗（Brachytherapy）包括腔内照射、组织间照射等，是将放射源密封后直接放入人体的天然腔内或放入被治疗的组织内进行照射（如图 5-12 所示）。前列腺癌近距离照射治疗包括短暂插植治疗和永久粒子植入治疗术。

💜 什么是永久粒子植入治疗术？

永久粒子植入治疗术又称为放射性粒子的组织间种植治疗，是目前相对比较常

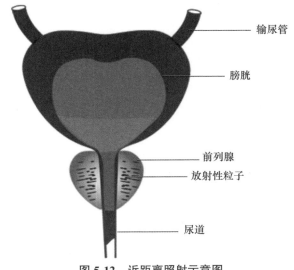

图 5-12　近距离照射示意图

输尿管

膀胱

前列腺

放射性粒子

尿道

用的一种方式，其目的在于通过三维治疗计划系统地准确定位后，将放射性粒子植入前列腺内，提高前列腺的局部剂量，减少直肠和膀胱的放射剂量，在保证治疗效果的同时又减少了并发症的发生。

💜 近距离照射治疗所用"粒子"是什么物质？

目前应用于近距离照射的主要有 2 种粒子，即 ^{125}I（碘 -125）和 ^{103}Pd（钯 -103）。碘 -125 粒子和钯 -103 粒子外形相似，长度 0.45 cm，植入方式也一样。这 2 种粒子均释放低能射线。它们的主要区别在于剂量率不同：钯 -103 粒子 2 个月内可释放出 90% 的能量，而碘 -125 粒子释放 90% 能量需要 6 个月的时间。这 2 种核素各有优势，没有证据表明哪种粒子更好。

💜 近距离照射适用于什么样的前列腺癌患者？

目前推荐参考美国近距离照射治疗协会的标准，需**同时**符合以下 3 个条件（即单纯近距离照射治疗的适应证）。

（1）临床分期为 $T_1 \sim T_{2a}$ 期；

（2）Gleason 评分为 2 ~ 6 分；

（3）PSA < 10 ng/ml。

如果患者符合以下任一条件，则需要近距离照射治疗**联合外放疗**。

（1）临床分期为 T_{2b}、T_{2c}；

（2）Gleason 评分为 8 ～ 10 分；

（3）PSA > 20 ng/ml；

（4）周围神经受侵；

（5）多点活检病理结果阳性；

（6）双侧活检病理结果阳性；

（7）MRI 检查明确有前列腺包膜外侵犯。

多数临床研究者建议先进行外放疗再行近距离照射治疗，这样可以减少放疗并发症。而对于 Gleason 评分为 7 分或 PSA 为 10 ～ 20 ng/ml 的患者，则要根据具体情况决定是否联合外放疗。

对于前列腺体积较大者，可在近距离照射前可使用内分泌治疗使前列腺缩小，从而提高疗效。

近距离照射对早期前列腺癌也能达到根治作用，而且其创伤要比手术小很多，因此近距离照射治疗对那些身体状况较差、无法手术的患者也是一种值得考虑的选择。

🫀 哪些患者不适合进行近距离照射？

（1）绝对禁忌证

即绝对不能进行近距离照射的情况，主要为下面几点。

①预计生存期少于 5 年；② TURP 术（经尿道前列腺电切术，是一种治疗良性前列腺增生症的微创手术，以切除增生的前列腺组织）后缺损较大或预后不佳；③一般情况差；④前列腺癌已经有远处转移。

（2）相对禁忌证

相对禁忌证的标准相对宽松，即一般情况下不能进行近距离照射，但在充分权衡利弊后也可进行，主要为下面几点。

①前列腺腺体体积大于 60 ml；②既往有 TURP 手术史；③中叶突出；④严重糖尿病；⑤多次盆腔放疗及手术史。

🫀 近距离照射治疗的大致过程是怎样的？

（1）超声体积研究

前列腺癌诊断成立后，一般应进行超声体积研究，通过超声获得前列腺图像，之后将这些图像传送到计算机构建三维立体模型（据此可指定治疗计划，包括种植针的位置、粒子的数量和活度），通过这一模型可以决定粒子精确的空间分布，再经过操作组成员仔细的研究得到一个能够正确反映植入针和粒子分布的前列腺构图，手术前将这一图谱带入手术室，并根据此图进行操作，使整个植入过程更精确。

对那些腺体较大或耻骨弓干扰的患者则需要进行 CT 扫描，帮助判定是否会遇到粒子治疗的技术问题，以保证精确进针。前列腺体积较大者，可在近距离照射前先进行内分泌治疗以缩小前列腺体积。

（2）手术过程

手术的大致过程如图 5-13 所示，操作时间约为 1 小时。大多数情况下采用椎管内麻醉（俗称腰麻），患者术后 30 ～ 60 分后即可恢复感觉和运动。手术时一般需要多准备一些粒子，以便随时调整。患者在手术过程中可以通过监视器观察到操作过程。

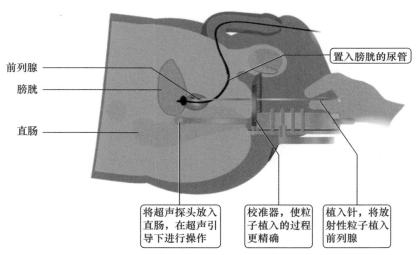

前列腺

膀胱

直肠

置入膀胱的尿管

将超声探头放入直肠，在超声引导下进行操作

校准器，使粒子植入的过程更精确

植入针，将放射性粒子植入前列腺

图 5-13　近距离照射治疗的手术过程

（3）术后情况

正如所有的治疗一样，患者对于粒子植入手术的反应也千差万别。手术可引起阴囊下轻度损伤、红肿，一般只需要极少量的止痛药物即可缓解不适。大多数患者术后感觉疲劳，需要放松。如果患者感觉尚可，可进行正常的活动（走路和饮食）。

术后一般需要进行前列腺 CT 扫描和拍胸部 X 线片。前列腺 CT 扫描是为了确定粒子的空间分布，同时可以提供术后的剂量分布情况和评估粒子治疗的质量。偶尔在前列腺周围的大静脉内可发现一个单个粒子，它可以在静脉内移行，最后到肺。不过，粒子进入肺后不会引起副作用或对人体产生毒性反应，通过胸部 X 线片则可以确定肺内是否有粒子。

（4）术前和术后的用药

术前通常给患者一些 α 受体阻滞药，这些药物的作用是松弛前列腺内的平滑肌，改善排尿。由于这些药物需要作用几天达到适当剂量，因此应在手术前几天给药。手术后患者需要继续服用几周 α 受体阻滞药（可遵医嘱延长时间）。另外，患者需要抗炎和抗感染治疗，以降低前列腺的肿胀和改善排尿。

🫀 近距离照射的并发症有哪些？

粒子植入后 2 ～ 3 天，一部分患者腹股沟区有轻度不适，止痛治疗后可缓解；粒子植入后几天可出现血尿和血精，这是正常现象，2 ～ 3 天后可自行消失；骶骨和会阴部可肿胀或青肿，多在粒子植入后 1 ～ 2 周出现。并发症包括短期并发症和长期并发症。这些并发症主要涉及尿路、直肠和性功能等方面。

（1）短期并发症

通常将 1 年内发生的并发症定义为短期并发症。主要症状是尿频、尿急、尿线细或轻度疼痛，这些症状可持续 2 ～ 6 周，对症治疗可缓解，偶尔需要放置导尿管。还有部分患者会出现大便次数增多、里急后重等直肠刺激症状以及直肠炎（表现为轻度便血、肠溃疡甚至前列腺直肠瘘）等。

（2）长期并发症

1 年以后发生的并发症为长期并发症。以慢性尿潴留、尿道狭窄、尿失禁（尿失禁发生率不足 1%）较为常见。

🫀 近距离照射治疗后有哪些注意事项？

近距离照射治疗后的注意事项详见图 5-14。

🫀 近距离照射治疗后如何随访？

随访是指医护人员通过电话、预约等联系方式，定期对患者进行诊疗，以了解

不要搬较重的物体或做激烈运动

- 治疗后3~4天患者不要搬较重的物体或做激烈运动。
- 原因：激烈运动可引起膀胱出血，尽管一般对身体没有明显影响，但最好出血停止后再进行锻炼。

不要做对前列腺产生压力的锻炼

- 治疗后6个月不要进行任何可能对前列腺产生压力的锻炼或活动，如骑车、骑马。
- 原因：粒子植入针可以引起前列腺周围血管的损伤，反复多次的震动可引起前列腺肿胀和损伤。

不要在粒子治疗后2个月内与儿童和孕妇接触

- 治疗后2个月内应避免与儿童和孕妇接触，2个月后则可正常接触，如简单拥抱、一起进餐或乘飞机等。
- 原因：尽管粒子衰变很快，能量非常低，植入又非常精确，但不是所有的能量均被前列腺吸收。

应当使用安全套进行性生活

- 治疗后可进行性生活，目前推荐使用安全套进行性生活。
- 原因：精液没有放射性。如果精液中带血对伴侣也没有任何影响。粒子进入阴道的概率微乎其微，因其衰变很快，没有危险。

应当口服抗菌药物1周

- 治疗后一般需要口服抗菌药物1周。
- 原因：一般来说，粒子治疗不会出现严重感染。然而由于是手术操作，必然有感染的可能性。因此患者偶尔会出现尿路感染或前列腺炎，需要抗炎治疗。

图 5-14　近距离照射治疗后的注意事项

其病情变化和指导康复。近距离照射治疗后的随访计划如图 5-15 所示。该计划相对简单，如合并其他状况（如并发症），可能要缩短间隔时长。

此外，患者应至少每年检查 1 次身体。检查应在泌尿外科与放疗科医生的门诊交替进行。

如果 PSA 持续升高，最重要的是判断是否为肿瘤引起。如果怀疑肿瘤复发，下一步要做的就是判断肿瘤位于前列腺内还是前列腺外，一般需要进行骨扫描和针吸活检。

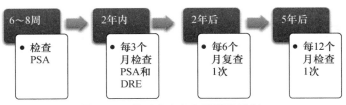

图 5-15　前列腺癌患者的随访计划

💜 近距离照射的优缺点分别有什么？

（1）优点

①勃起功能障碍的发生率更低；②创伤小。

治疗时间短且恢复快。一般来说，患者可在 1 ～ 3 天后恢复正常生活和工作，轻微或没有疼痛。手术治疗患者需要住院 3 ～ 5 天，出院后需要几周的时间恢复。外放疗则需要 7 ～ 8 周的时间，患者每天往返 1 次。

（2）缺点

①治疗后排尿方面的症状更多；②花费较高且开展该技术的单位不多；③远期疗效还未确证。此项治疗开展时间并不长，目前的资料证明其对早期前列腺癌有根治的作用，但我们并不完全了解其对远期生存率和复发率的影响。

进展性前列腺癌的治疗决策是怎样的？

在美国，随着前列腺癌早期检查方法的广泛应用，局限前列腺癌病例正逐渐增多，但新诊断的前列腺癌患者中至少 10% 为局部进展性前列腺癌。在我国，前列腺癌也呈现出同样的趋势，考虑到进展性前列腺癌也是一个比较重要的临床问题，故专门用一节的篇幅讲一讲关于它的治疗决策。

💜 进展性前列腺癌包括哪些？

已经突破前列腺包膜的前列腺癌即可称为进展性前列腺癌，它分为以下 3 类。

★ 局部进展性前列腺癌

已经突破前列腺包膜，但仍局限于前列腺区域的癌（$T_{3\sim4}N_{0\sim1}M_0$），包括前列腺包膜外浸润（cT_{3a}）、精囊侵犯（cT_{3b}）或临近器官受累（cT_4）。

★ 局限前列腺癌治疗（手术/放疗）后复发

主要是指局限前列腺癌在治疗后出现 PSA 升高。

★ 转移性前列腺癌（$cT_xN_{0\sim1}M_1$）

骨转移（M_{1a}）和其他器官转移（M_{1b}）。

💜 进展性前列腺癌的治疗目标是什么？

如图 5-16 所示，进展性前列腺癌的治疗目标主要分为肿瘤控制、缓解症状和改善生活质量 3 个层次。

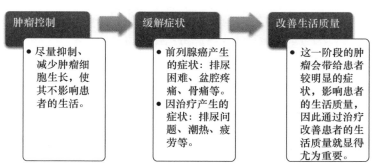

图 5-16　进展性前列腺癌的治疗目标

💜 局部进展性前列腺癌可能有哪些征象或表现？

（1）随着前列腺癌生长，可能挤压尿道，出现排尿问题（如尿频、尿线变细、排尿困难等），其症状类似于良性前列腺增生症，也可能出现血尿。

（2）局部进展性前列腺癌可侵犯周围神经出现盆腔疼痛，也可侵犯或压迫直肠而出现便秘等肠道症状。

（3）直肠指诊（DRE）提示前列腺癌侵犯到包膜外。

（4）CT 或 MRI 提示前列腺癌已突破包膜。

（5）前列腺癌术后病理标本提示切缘阳性（意味着患者体内仍然残留有癌细胞），或前列腺周围脂肪可见癌细胞或精囊受癌细胞侵犯。

（6）淋巴结有转移（CT 或 MRI 扫描发现，或术后淋巴结病理提示）。

（7）PSA > 20 ng/ml，提示癌突破至前列腺包膜外的风险相对较高。

（8）术后 PSA 没有降到 0.2 ng/ml，或 PSA 降到 0.2 ng/ml 后又重新升高。

💜 局部进展性前列腺癌的治疗选择有哪几种？

局部进展性前列腺癌仍然有可能被治愈，但治疗后复发的风险相对较高。因此，一般选用多种治疗方法联合治疗（常采用放疗、内分泌治疗），当然治疗产生的并发症相对也会更多。一般，治疗选择依分期不同而异。

💜 哪些分期适用手术治疗联合术后辅助治疗（外放射治疗或内分泌治疗）？

★ T_{3a} 期可以进行根治术。部分患者术后病理证实为 pT_2 期（意味着最终病理结果比预期的要好），患者因为已施行根治术而得到了治愈；而对于术后病理证实为 pT_3 期的患者则可根据情况再进行术后辅助内分泌治疗或辅助放疗。

★ T_{3b} ~ T_4 期患者在严格筛选后，如肿瘤未侵犯尿道括约肌或未与盆壁固定，肿瘤体积相对较小，可行根治术并辅以综合治疗。

★ N_1 期对于已经有淋巴结转移的 N_1 期患者，也主张先进行根治术，术后再给予辅助治疗，可使患者受益。

💜 什么是外放射治疗联合内分泌治疗？

对于高风险的淋巴结转移前列腺癌，如果没有其他严重疾病，可采用盆腔放射治疗联合长程新辅助 / 同步 / 辅助内分泌治疗（2 ~ 3 年）。如果患者一般状况较差，不能耐受放疗，则单纯进行内分泌治疗即可。

若患者出现尿频、夜尿增多、尿线变细、排尿困难、尿血、输尿管梗阻致腰痛等症状，则可采取如下治疗：①TURP 手术（经尿道前列腺切除术），可缓解排尿困难症状；②置入尿管，可以避免尿潴留；③外放射治疗，可能杀死造成尿道梗阻的癌细胞，从而缓解症状；④内分泌治疗，亦可不同程度地缓解患者的症状。

 局限前列腺癌治疗后出现 PSA 升高（生化复发）意味着什么？

局限前列腺癌患者在接受治愈性治疗（手术或放疗）后，会常规进行 PSA 水平的监测，一般治疗后一段时间 PSA 会出现下降。但如果 PSA 再次升高，患者可能会比较焦虑，它会引发很多问题：PSA 升高意味着什么？是癌症复发了吗？如何进行判断？

医生在遇到这样的情况后，需要首先确定是否为癌症复发，然后弄清楚癌症是否还局限于前列腺区域。因为这些关乎治疗决策和治疗时机。

（1）PSA 升高的含义

★ **手术后 PSA 升高**

成功的根治性前列腺切除术 6 周后应该检测不到 PSA。如果 PSA 仍然升高则说明体内还有产生 PSA 的组织，也即残留的前列腺癌病灶。在根治性前列腺切除术后，因为血液内残存的 PSA 存在清除期，最好在术后 6 周至 3 个月复查 PSA。目前国内的标准是：连续 2 次血清 PSA 水平超过 0.2 ng/ml 提示前列腺癌生化复发。

★ **放疗后 PSA 升高**

放疗后前列腺仍然存在，PSA 水平下降缓慢，可能在放疗后超过 3 年才达到最低值（放疗后 PSA 下降得越慢，意味着前列腺癌恶性程度越低，预后则越好）。放疗后 PSA 最低值是生化治愈的标志，也是一个重要的预后判断因素。总体而言，这个值越低则治愈率越高，一般认为在 3 ~ 5 年之内 PSA 水平最低值达到 0.5 ng/ml 者的预后较好。目前国内的标准是：放疗（不论是否同时进行内分泌治疗）后 PSA 水平超过 PSA 最低值 2 ng/ml 或以上被认为前列腺癌生化复发。

除了复发，放疗后 PSA 升高还见于其他情况：①PSA 反跳。即中止内分泌治疗后，因体内睾酮水平恢复，前列腺细胞生长致 PSA 升高。大概有 1/2 ~ 1/3 的患者在接受放疗后会出现 PSA 反跳，多出现于放疗后 4 个月至 4 年，其浮动范围为 0.5 ~ 3 ng/ml。②残留的良性前列腺组织也会使 PSA 小幅度升高。

 生化复发的意思是癌症复发了吗？

当出现生化复发后，患者先不要悲观地认为是上次治疗失败了，需要每隔

3 ～ 6 个月监测血清 PSA 值，观察 PSA 的变化趋势，以此判断是否复发。如果发现 PSA 升高确实是由于癌细胞残留或是复发导致的，即临床复发，下一步则判断是局部复发、区域淋巴结转移还是有远处转移。

🫀 如何判断是否发生生化复发？

可以通过以下这些方法来判断是否发生生化复发。

> ★ 如果治愈性治疗后直肠指检前列腺区域有新出现的结节时，应怀疑局部复发。
> ★ 经直肠超声发现局部低回声病变时建议行前列腺活检。
> ★ 经直肠超声前列腺活检可获得局部复发的组织学证据。
> ★ 影像学及核医学检查全身骨扫描与腹部 CT、MRI 或 PET/CT 等检查可以发现局部复发和远处转移病灶。对于有骨骼症状，或者 PSA 水平 ＞ 20 ng/ml、PSA 倍增时间 ＜ 6 个月或 PSA 升高速率 ＞ 0.5 纳克 /（毫升·月）[ng/（ml·mo）] 的患者可进行骨扫描等检查。

目前，国际上一致认可的术后生化复发标准是：术后连续 2 次 PSA ≥ 0.2 ng/ml。医生会对符合这个标准的患者进行全面评估，确认是否已经发生临床复发，以及是局部复发、区域淋巴结转移还是有远处转移。大约 50% 的生化复发患者发生了局部复发，其余的要么有远处转移，要么同时合并有局部复发和远处转移。

有很多患者非常关心自己为何被诊断为复发，并且希望得到医生的详细解释。事实上，与复发机制相关的知识十分专业，对于没有医学背景的患者来说，理解起来着实比较困难。为了便于想要了解这部分知识的患者理解相关内容，医生制作了表 5-6，从复发可能性的角度提供一些参考。

表 5-6　判断术后复发的参考指标

	术后局部复发的可能性超过 **80%**	术后发生远处转移的可能性超过 **80%**
PSA	术后 3 年后出现 PSA 上升	术后 1 年内即出现 PSA 上升
PSADT	＞ 11 个月	4 ～ 6 个月
Gleason 评分	≤ 6 分	8 ～ 10 分
病理分期	低于 $pT_{3a}pN_0$，pT_xR_1（R_1 意味着外科切缘阳性）	病理分期为 pT_{3a}，pT_xpN_1

注：PSA 指前列腺特异性抗原；PSADT 指 PSA 倍增时间

💜 根治性前列腺切除术后复发的治疗方案是什么？

★ 局部复发者

尽早开始挽救性放疗，原则上在 PSA < 1 ng/ml 且 PSA 倍增时间短的时候开始。

★ 远处转移者

尽早进行内分泌治疗也可以延迟发展至临床转移的时间。

对于 Gleason 评分 < 7 分、PSA 复发在术后 2 年以上、PSA 倍增时间 > 10 个月的患者，可采取等待观察，即观察到患者出现明确转移灶再进行治疗，也是一个非常可行的治疗选择。因为一般此类患者疾病发展较慢，从生化复发到发生临床转移的中位时间为 8 年，从发生转移到死亡的中位时间为 5 年。

💜 前列腺癌放疗后复发的治疗方案是什么？

PSA 值比放疗后最低值高 2 ng/ml 或以上时，即放疗后生化复发。对于发生放疗后复发的患者，要通过恰当的诊断评估，针对不同的患者选择挽救性治疗、内分泌治疗或等待观察。

（1）挽救性治疗

★ 挽救性根治性前列腺切除术　主要适用于无严重并发症、预期寿命 > 10 年、复发时临床分期 < T_2、活检 Gleason 评分 < 7 分、术前 PSA < 10 ng/ml 的患者。但由于放疗引起组织纤维化、粘连及外科解剖层面的闭锁，使得根治手术难度较大，发生并发症（如尿失禁和勃起功能障碍）的风险增大，因此挽救性手术治疗目前很少应用。

★ 其他　挽救性冷冻消融治疗、挽救性近距离放疗和挽救性高能超声聚焦治疗。

除了挽救性根治性前列腺切除术，其他方法目前的研究不多，故不作赘述。

（2）内分泌治疗

可以延缓疾病的发展，甚至有可能延长寿命。主要适用于放疗后有临床局部复发或远处转移而又不适合或不愿意接受挽救性治疗的患者。一般建议复发后早期开始内分泌治疗。

（3）等待观察

对于 PSA 倍增时间＞ 12 个月，放射治疗后出现局部复发的患者，适合接受等待观察；因为此类患者多为低危，癌症本身发展得较慢。

前列腺癌发生远处转移有哪些表现？如何诊断？

（1）临床表现

前列腺癌超出前列腺区域、转移到远处的器官即称为远处转移，最常见的转移器官是骨骼。患者出现远处转移后可有相应症状（如图 5-17 所示），常见的表现如下：

> ★ **骨痛** 全身各个部位的骨痛均可能出现，甚至可能出现骨折，也可累及脊柱出现四肢麻木、走路不稳等症状。
> ★ **不明原因的消瘦** 可表现为体重减轻、贫血。
> ★ **下肢水肿** 淋巴管受癌细胞阻塞致使下肢组织液回流不畅。

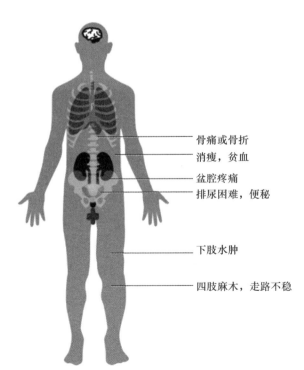

骨痛或骨折
消瘦，贫血
盆腔疼痛
排尿困难，便秘

下肢水肿

四肢麻木，走路不稳

图 5-17 前列腺癌发生远处转移的表现

此外，还可能会出现盆腔疼痛、便秘或排尿困难等。

（2）诊断方法

一般可通过 PSA、全身骨扫描、X 线、CT、MRI 辅助诊断。全身骨扫描、X 线、CT、MRI 均有可能发现远处转移灶，尤其是骨转移灶；而 PSA 可起提示作用，一般 PSA > 20 ng/ml 才提示有骨转移。

前列腺癌发生远处转移应如何治疗？

首选内分泌治疗。治疗后可使患者之前的症状得到不同程度的缓解。对于盆腔疼痛、便秘、下肢肿胀、输尿管梗阻等症状明显的患者，还可选用姑息性外放疗，可有效改善上述症状。

前列腺癌骨转移如何诊断？

（1）临床表现

大多数患者病情发展比较隐匿，当转移灶引发症状后，最常见的表现是疼痛，通常局限、间断发展，逐渐加重，经过数周至数月后，发展为剧烈疼痛，尤以夜间疼痛较重。少数患者是以病理性骨折为首发症状，多发生于下肢。

（2）诊断方法

除了上述提到的 X 线、CT、MRI 以及全身骨扫描，还有一些化验检查能起到提示作用，如血碱性磷酸酶、血钙通常会升高等。目前病理诊断仍然是诊断骨转移癌的金标准，尤其是当前列腺癌患者出现单发的骨破坏灶，诊断不甚明确时可以进行骨活检，取得骨组织进行病理检查，以准确判断是否有前列腺癌骨转移。

（3）前列腺癌骨转移的分类

Ⅰ类：经评估原发前列腺癌预后良好，单发骨转移，发现原发灶至出现骨转移灶的时间超过 3 年。

Ⅱ类：主要长骨（指主要存在于四肢、呈长管状的骨，包括肱骨、尺骨、桡骨、股骨、胫骨、腓骨等）发生病理性骨折。

Ⅲ类：主要长骨或髋臼周围有即将发生病理骨折的影像或临床征象。

Ⅳ类：多发成骨性转移灶，非负重骨（如腓骨、肋骨、胸骨、锁骨等）上的溶骨性或混合性转移灶，主要长骨上的溶骨性病变而暂无骨折风险者，位于髂骨翼、骨盆前部或肩胛骨的病灶（不包括 I 类患者）。

💜 前列腺癌骨转移如何治疗？

（1）治疗目的

前列腺癌骨转移的治疗目的主要是缓解疼痛，预防和降低骨相关事件（病理性骨折、脊髓压迫等）的发生，提高生活质量。

（2）治疗方式

主要有内分泌治疗、化学治疗（简称"化疗"，用于去势抵抗性前列腺癌的治疗）、分子靶向和免疫治疗（这是目前新的治疗方法）、双膦酸盐治疗（可作为基础治疗，与化疗、放疗、手术、内分泌治疗等联合应用，可有效治疗骨破坏，缓解骨痛，预防和推迟骨相关事件的发生）、放疗和外科治疗（切除骨转移灶后再重建）。

除了这些方法，止痛治疗在前列腺癌骨转移中具有不可取代的作用，根据疼痛的轻、中、重度可以分别使用非甾体消炎药（布洛芬等）、阿片类镇痛药［盐酸哌替啶（杜冷丁）、吗啡等］。

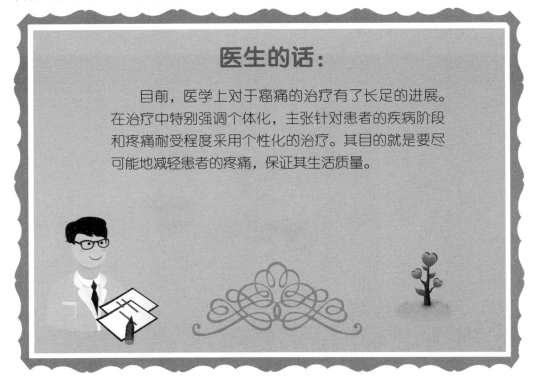

医生的话：

目前，医学上对于癌痛的治疗有了长足的进展。在治疗中特别强调个体化，主张针对患者的疾病阶段和疼痛耐受程度采用个性化的治疗。其目的就是要尽可能地减轻患者的疼痛，保证其生活质量。

所有的前列腺癌骨转移Ⅰ、Ⅱ、Ⅲ类患者都应进行手术治疗，术后再进行其他辅助治疗；Ⅳ类患者应采用保守的治疗方法，即内分泌治疗、化疗、双膦酸盐治疗、靶向和免疫治疗、放疗和癌痛治疗的综合个性化治疗。治疗后应仔细评价患者对治疗的反应及对疼痛的控制，如果保守治疗结束后疼痛仍持续达2个月或影像学显示病变继续进展者，需要再次评估是否进行手术治疗。

前列腺癌骨转移开始治疗后，推荐每3个月对患者进行1次随访，随访项目包括查体、血PSA、血常规、肝肾功能、碱性磷酸酶等，并进行常规X射线检查，必要时可考虑CT或MRI检查。对于治疗过程中出现PSA升高及其他症状者，建议行骨扫描、B超和胸部CT等检查。当患者为激素非依赖型时，随访应更密切，应制订个体化随访方案。

前列腺癌的内分泌治疗是什么？

在各种实体肿瘤的全身治疗中，前列腺癌对雄激素剥夺治疗（Androgen-Deprivation Therapy，ADT）的反应最具可重复性、持久性和有效性。尽管有关前列腺癌骨转移导致的骨痛在雄激素剥夺治疗后迅速得到缓解的描述屡见不鲜，但一开始在国内临床中开展后，当医生亲眼观察到这种现象时仍然会感到惊奇。

早在100多年前，人们就已经知道前列腺上皮细胞在去势（是指以外来方式去除生殖腺或使其丧失功能，包括手术切除、药物和放射性破坏，男性切除睾丸、女性切除卵巢都属于去势。）后会发生萎缩，后来这一认识又有所突破，即良性前列腺上皮细胞和前列腺恶性肿瘤细胞对ADT都会出现类似的反应。1936年，首先由芝加哥大学报道了ADT对前列腺癌的治疗作用。1941年，Huggins和Hodges又发现了手术去势和雄激素去除均可以延缓转移性前列腺癌的进展，并首次证实了前列腺癌对雄激素去除的反应性，Huggins也因此项研究成果而获得了1966年诺贝尔医学和生理学奖。

说了这么多，一定会有读者问了：ADT到底是指什么？实际上，任何抑制雄激素活性的治疗均可称为雄激素剥夺治疗，即本节所要讲述的内分泌治疗。

💜 雄激素是如何产生的？

雄激素的产生主要由下丘脑-垂体-性腺轴控制，下丘脑产生促性腺素释放激素［Gonadotropin-Releasing Hormone，GnRH；也称为促黄体素释放激素（Luteinising-Hormone Releasing Hormone，LHRH）］，作用于垂体，产生促性腺激素，促性腺激素再作用于睾丸，进而产生雄激素。这是一个精密的调节系统，通过多种机制进行调节，当雄激素产生量减少时，可以负反馈作用于下丘脑和垂体，使促性腺素释放激素和促性腺激素产生增多，从而提高雄激素的水平（如图 5-18 所示）。精神状态、免疫功能、代谢情况等都能影响到这个生理轴。

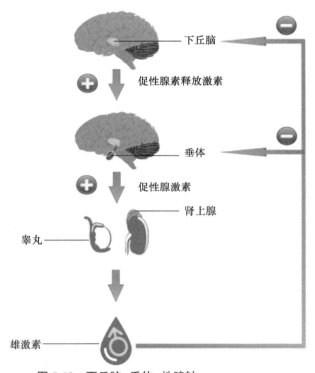

图 5-18　下丘脑-垂体-性腺轴

睾酮是血液循环中最主要的雄激素，其 90% 由睾丸产生。超过 50% 睾酮与性激素结合蛋白结合，约 40% 与白蛋白结合，仅 3% 的睾酮在血液中保持游离状态而具备生物学活性。睾酮进入前列腺后，在 5 α - 还原酶的作用下生成双氢睾酮，从而发挥其作用（如促进前列腺细胞发育和生长），相关机制可参见第一章的图 1-6。

除了睾丸产生的雄激素，肾上腺还能产生少量雄激素。不过，肾上腺来源的雄激素主要是雄烯二酮和脱氢表雄酮（由垂体来源的促肾上腺皮质激素刺激产生），其生物学活性相对较弱，在血液中几乎完全和白蛋白结合。

❤ 雄激素有哪些作用？

一般只有游离状态的雄激素具有生物活性，它们通过与所作用器官的细胞内雄激素受体结合，产生一系列生理作用。主要有如下几点（如图 5-19 所示）。

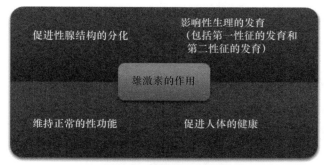

图 5-19　雄激素的作用

（1）促进性腺结构的分化

雄激素在胎儿时期就发挥作用了。雄激素中的睾酮能够促进性腺结构的分化，男性的内生殖器和外生殖器的发育离不开雄激素的作用。

（2）影响性生理的发育

性生理的发育包括第一性征（如性生殖器官）以及第二性征（如身体外形）的发育。雄激素促进第一性征发育的作用包括促进睾丸变大、阴茎变粗等；促进第二性征发育的作用包括促进体毛的出现、变声、喉结突出等。如果没有雄激素或者雄激素分泌过少，那么性器官的发育和第二性征的出现就会延迟，甚至停滞。

（3）维持正常的性功能

雄激素通过对神经中枢的影响和对生殖器官的刺激作用，激发人的性欲，提高性的兴奋。如果没有雄激素或雄激素过少，人的性欲就会降低，并容易导致阳痿等性功能障碍。睾酮缺乏会导致中老年男性的整体健康水平下降，包括性欲降低、情绪低落、疲劳、勃起功能障碍等。

（4）促进人体的健康

雄激素能够加速人体各种蛋白质的合成，包括促进人体免疫球蛋白的合成，提高人体免疫力，从而使人体肌肉发达、身体健壮。雄激素还能增强男性骨骼的造血功能，使得骨髓生成更多的红细胞。研究表明，男性睾酮水平越低，发生代谢综合征的可能性越大，继而导致糖尿病、心血管疾病等。

💜 内分泌治疗是基于什么原理？

以前，医学上主要通过去势（即抑制睾酮分泌，包括手术去势或药物去势）和阻断雄激素与受体结合（主要是应用抗雄激素药物竞争性阻断雄激素与前列腺细胞上雄激素受体的结合）来作为 ADT 治疗的主要手段。最近新开发和应用的雄激素生物合成抑制剂（醋酸阿比特龙）又为内分泌治疗增添了新的药物选择和治疗方法。其他策略则包括抑制肾上腺来源的雄激素合成，以及抑制睾酮转化为双氢睾酮等。

💜 哪些情况下适合内分泌治疗？

前列腺癌内分泌治疗的适应证有：①转移性前列腺癌，包括 N_1 和 M_1 期；②局限前列腺癌或局部进展性前列腺癌，无法行根治性前列腺切除术或放射治疗；③根治性前列腺切除术或根治性放疗前的新辅助内分泌治疗；④根治性前列腺切除术后或放射治疗后的辅助内分泌治疗；⑤治愈性治疗（包括根治性前列腺切除术和放疗）后局部复发，但无法再进行局部治疗；⑥治愈性治疗后发生远处转移；⑦去势抵抗期的雄激素持续抑制。

💜 各种临床内分泌治疗方案是如何具体应用的？

如图 5-20 和图 5-21 所示，目前临床内分泌治疗的方案主要包括：单纯去势（手术或药物去势）、单一抗雄激素治疗、雄激素生物合成抑制剂、最大限度雄激素阻断、根治性治疗前新辅助内分泌治疗、间歇内分泌治疗和根治性治疗后辅助内分泌治疗。

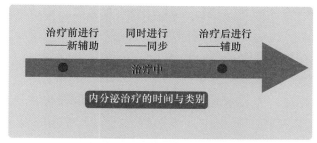

图 5-20 新辅助、辅助和同步治疗示意图

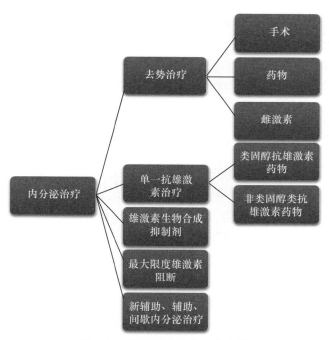

图 5-21 常用的内分泌治疗方案

🫀 什么是去势治疗？

去势治疗包括手术去势、药物去势和雌激素治疗。

（1）手术去势

因为人体 95% 的雄激素都是由睾丸产生的，进行双侧睾丸切除可以迅速将血液循环中睾酮水平降至 50 ng/dl 以下，此状态即可被认为是雄激素去势水平。一般手术去势 24 h 内睾酮水平就降低超过 90%。目前一般采用经阴囊睾丸切除术。该手术在局部麻醉或者蛛网膜下腔麻醉（俗称"腰麻"）下进行，相对比较简单，跟后面介绍的几种方法相比，费用也低廉很多。但这种疗法对患者造成的心理阴影比较大，也会使患者的自尊心受到打击。所以建议有条件的患者还是应该首先考虑药物去势。

（2）药物去势

前面已经讲述过，下丘脑可以产生 LHRH。这种激素由 Andrew Schally 等人在 1971 年首次从猪的下丘脑中分离得到，此项研究还获得了 1977 年的诺贝尔医学和生理学奖。它作用于垂体产生促黄体素（Luteinizing Hormone，LH），LH 再作用于睾丸产生睾酮。

在天然 LHRH 的某些位置替换一个氨基酸①，可人工合成 LHRH 类似物（LHRH-a），包括 LHRH 激动剂和 LHRH 拮抗剂。这些人工合成的 LHRH 激动剂和拮抗剂，对垂体的刺激不是脉冲性刺激而是持续刺激，最终使得垂体合成的 LH 水平下降。LHRH 激动剂和拮抗剂的区别是，LHRH 激动剂一开始用药时会引起 LH 的大量释放，使得睾酮水平升高；而 LHRH 拮抗剂则不会导致 LH 和睾酮的大量释放。目前 LHRH-a 已成为雄激素去除的标准治疗方法之一。

由于初次注射 LHRH 激动剂时有睾酮一过性升高，故应在注射前 2 周或当日开始，给予抗雄激素药物至注射后 2 周，以对抗睾酮一过性升高所导致的病情加剧。然后睾酮水平逐渐下降，至 3～4 周时可达到去势水平，但也有 10% 的患者睾酮不能达到去势水平。目前国内已上市的此类药物有亮丙瑞林、戈舍瑞林、曲普瑞林。不同类型的缓释剂的应用间隔时间不同。

LHRH 拮抗剂的优点是避免了 LH 和睾酮的一过性升高，在美国已经被批准用于不适合其他内分泌治疗方案的前列腺癌患者。但在国内，LHRH 拮抗剂尚处于临床研究阶段，且其主要副作用是严重的变态反应（皮肤瘙痒、红肿等），需要在使用后半小时内由专业医生进行严密观察。

需要特别提醒的是，对于已有骨转移脊髓压迫的患者，应慎用 LHRH-a，可选择迅速降低睾酮水平的手术去势。

（3）雌激素治疗

雌激素作用于前列腺的机制包括：抑制 LHRH 的分泌，抑制雄激素活性，直接抑制睾丸产生睾酮，以及对前列腺细胞的直接毒性。最常见的雌激素是己烯雌酚，可以达到与去势相同的效果，但应用该药后心血管方面的不良反应发生率较高（主要是冠心病发病率增高），因此应用时需慎重。

分别采用手术去势、药物去势或雌激素治疗的患者，其肿瘤相关的生存率、无进展生存率基本相同，但综合考虑各种方法疗效和副作用，目前较为推崇的

---

① 天然 LHRH 也是一种蛋白质，蛋白质均由氨基酸构成。

还是药物去势（LHRH 激动剂），但其费用也比较高。

大部分前列腺癌对去势治疗敏感，但随着内分泌治疗时间的延长，前列腺癌会对去势治疗变得不敏感，称为去势抵抗，这时需要对雄激素进行持续抑制来进行治疗。

💜 单一抗雄激素治疗（AAM）是什么？

主要有类固醇类抗雄激素药物和非类固醇类抗雄激素药物。

> ★ **类固醇类抗雄激素药物** 类固醇是一大类化合物的总称，广泛存在于人体和自然界，包括胆固醇、雄激素、雌激素和肾上腺皮质激素等。醋酸环丙孕酮是经典的类固醇类抗雄激素药物，它可以直接阻断雄激素受体，并且通过中枢抑制机制快速降低睾酮水平 70% ～ 80%。其副作用主要表现为性腺功能减退，包括性欲缺乏、勃起功能障碍和精神不振。另外，约 10% 的患者会出现严重心血管并发症，这也基本限制了该药的临床应用。
>
> ★ **非类固醇类抗雄激素药物** 目前主要应用的是非类固醇类抗雄激素药物，通过竞争性阻断雄激素与前列腺细胞上雄激素受体的结合发挥作用。因为它能同时阻断睾酮对下丘脑和垂体的中枢反馈，因此可以导致 LH 和睾酮水平的升高。非类固醇类抗雄激素药物治疗后的睾酮水平是正常男性的 1.5 倍，这就使其在发挥抗雄激素效应的同时，并不引起性腺功能减退，体力得以保持。主要适合治疗局部晚期、无远处转移的前列腺癌患者，即 $T_{3 \sim 4}N_xM_0$ 期。非类固醇类抗雄激素的主要药物有比卡鲁胺和氟他胺。比卡鲁胺（康士得）的一般用法是 150 mg，口服，每日 1 次。与药物或手术去势相比，总生存期无显著差异；而且服药期间，患者的性能力和体能均明显提高，心血管疾病和骨质疏松发生率降低。不过，非类固醇类抗雄激素药物往往具有肝毒性，在治疗过程中需要定期检查肝功能。另外，这类药物可使睾酮增加，增加的睾酮经外周芳香化酶作用转变为雌二醇，从而导致男性乳房发育和乳房胀痛。除了上述副作用，氟他胺还有一些胃肠道毒性。

💜 雄激素生物合成抑制剂治疗是什么？

前列腺癌接受去势治疗后，体内仍然存在低水平的雄激素，醋酸阿比特龙通过抑制雄激素合成途径的关键酶 CYP-17，从而抑制睾丸、肾上腺和前列腺癌细胞合成雄激素。目前用于无症状或轻微症状的 mCRPC 患者（转移性去势抵抗性前列腺癌，m 代表转移，CRPC 为去势抵抗性前列腺癌，详见本节后文所涉及的相关内容），或不适合化疗的症状性 mCRPC 患者的一线治疗，以及化疗后有病情进展的 mCRPC 患者的一线治疗。

🫘 如何理解"最大限度雄激素阻断"（MAB）？

这种方式可以同时去除或阻断睾丸来源和肾上腺来源的雄激素。常用的方法为去势治疗加非类固醇类抗雄激素药物（比卡鲁胺或氟他胺）。结果发现合用非类固醇类抗雄激素药物的 MAB 与单纯去势相比可延长总生存期 3 ~ 6 个月，使患者平均 5 年生存率提高 2.9%。对于局限前列腺癌，应用 MAB 治疗时间越长，PSA 复发率越低。而且，合用比卡鲁胺的 MAB 治疗相对于单纯去势可使死亡风险降低 20%，并可相应延长无进展生存期。

🫘 根治术前新辅助内分泌治疗（NHT）是什么？

即在根治性前列腺切除术前，对前列腺癌患者进行一定时间的内分泌治疗，以缩小肿瘤体积、降低临床分期、降低前列腺切缘肿瘤阳性率，进而提高生存率。主要适合 T_2、T_{3a} 期的前列腺癌。

一般采用 LHRH-a 联合抗雄激素药物的 MAB 方法，也可单用 LHRH-a 或抗雄激素药物，但 MAB 方法疗效更为可靠。NHT 时间为 3 ~ 9 个月，它可能降低肿瘤临床分期（如临床分期由 T_{2c} 降至 T_{2a}），可以降低手术切缘阳性率和淋巴结浸润率，降低局部复发率。长于 3 个月的治疗可以延长无 PSA 复发的存活期，但对总存活期无明显改善。

🫘 间歇内分泌治疗（IHT）是什么？

前列腺癌往往是雄激素依赖性的，持续内分泌治疗一段时间后，逐渐对激素产生抵抗，即进入激素非依赖期，从而使得内分泌治疗无效。但如果在雄激素缺如或低水平状态下，适时补充雄激素，就使能够存活的前列腺癌细胞继续生长，从而延长肿瘤进展到激素非依赖期的时间。IHT 就是治疗一段时间后停药，经过一定的间歇期再重新开始用药。

目前国内推荐的停药标准为 PSA ≤ 0.2 ng/ml 后，PSA 保持在该水平 3 ～ 6 个月。停药前的这段治疗时期称为诱导期，一般持续至少 6 ～ 9 个月。当 PSA > 4 ng/ml 后开始新一轮治疗，新一轮的治疗也要持续至少 6 ～ 9 个月。

IHT 的优点包括提高患者生活质量（比如治疗间歇期患者性欲提高），降低治疗成本，可能延长肿瘤对雄激素依赖的时间，而对前列腺癌的进展或生存时间无严重的负面影响。IHT 多采用 MAB 方法，也可用药物去势（LHRH-a），如亮丙瑞林、戈舍瑞林、曲普瑞林等。

IHT 适用于下述几种情况：①局限前列腺癌，无法行根治性手术或放疗；②局部晚期患者（T_3 ～ T_4 期）；③转移前列腺癌；④根治术后病理切缘阳性；⑤根治术或局部放疗后复发。

需要特别提醒的是，只有对内分泌治疗敏感的且内分泌治疗一定时间后 PSA 降低能达停药标准者，才有可能进行 IHT 疗法。治疗期间需密切监测 PSA，以免间歇期前列腺癌发生快速进展。

♥ 前列腺癌的辅助内分泌治疗（AHT）是什么？

AHT 即前列腺癌根治性切除术后或根治性放疗后辅以内分泌治疗。目的是治疗切缘残余病灶、残余的阳性淋巴结、微小转移病灶，提高长期存活率。AHT 也适用于多种情况：①根治术后病理切缘阳性；②术后病理淋巴结阳性（pN^+）；③术后病理证实为 T_3 期（pT_3）或 ≤ T_2 期但伴高危因素（Gleason 评分 > 7 分，PSA > 20 ng/ml）；④局限前列腺癌若伴有高危因素（Gleason 评分 > 7 分，PSA > 20 ng/ml），在根治性放疗后可进行 AHT；⑤局部晚期前列腺癌放疗后可进行 AHT。

AHT 可采用下面 3 种方式进行：①最大限度雄激素阻断（MAB）；②药物或手术去势；③抗雄激素治疗：包括甾体类和非甾体类。

多主张术后或放疗后即刻开始 AHT。根据国外研究提示，AHT 的时间最少应为 18 个月。

内分泌治疗有哪些副作用？

ADT 后会造成性腺功能减退，从而产生一系列并发症，主要包括骨质疏松症、潮热、性功能障碍（勃起功能障碍和性欲减退）、认知功能减退、体质改变、男性乳房发育和贫血。

（1）骨质疏松症

★ **概述** ADT 多应用于老年患者，这些高龄患者本身就有骨密度下降的趋势，加之接受雄激素剥夺治疗，导致骨质减少和骨质疏松症的发生率增加，发生骨折的危险性增加。调查显示，在接受 ADT 前，超过半数的患者就已经达到骨质减少或者骨质疏松的诊断标准，即骨密度低于同年龄正常人群平均骨密度的 2 个标准差以上。如图 5-22 所示，患者接受 ADT 治疗 5 年后的骨折发生率为 19.4%，而未接受 ADT 者为 12.6%，ADT 治疗 15 年后的数值则分别为 40%、19%。

★ **解决办法** 目前所有准备长期接受 ADT 治疗的患者在治疗前都应该通过双能 X 线吸收测定法测量髋骨骨密度。戒烟、负重锻炼、维生素 D 和钙都可以帮助患者提高骨密度。此外，高效能双膦酸盐唑来膦酸可以增加接受 ADT 治疗的患者的骨密度。

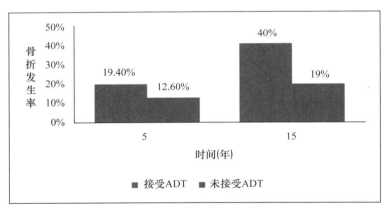

图 5-22 ADT 治疗后的骨折发生率

（2）潮热

★ **概述** 潮热也称为热潮红、血管扩张症状。这一副作用早在 100 余年前就已经被发现，主要表现为主观感觉上躯干和头部发热，随后出汗。潮热并不危及生命，但它是 ADT 治疗后最常见的并发症，发生率达50% ～ 80%。潮热的病因目前尚不明确，通常自发产生或者在体位改变、饮热水、环境温度改变的情况下发生。随着时间的延长，潮热的发生频率和严重程度会下降，但在某些患者中可持续存在。

★ **解决办法**　对于潮热症状严重的患者，可以考虑相关治疗以减轻症状。抗抑郁药文拉法辛可以使超过50%患者的潮热症状得到缓解。雌激素类药物治疗的效果更好，可以使90%患者的症状得到部分或完全缓解，但此类药物的副作用比潮热本身更严重，如疼痛性男性乳房发育、血栓形成，这限制了其临床应用。

（3）性功能障碍

★ **概述**　包括勃起功能障碍和性欲减退。ADT对性功能有非常大的影响，正如Huggins最初所描述的："几乎所有接受去势治疗的患者都会出现性欲丧失和阴茎无法正常勃起"。据统计，ADT治疗后只有10%～17%的患者能够保持正常勃起功能，只有约5%的患者可以保持较高的性欲。尽管如此，由于大部分患者均为老年人，所以他们对性功能障碍这一副作用并不在意。

★ **解决办法**　性功能丧失并非无法避免，约20%的患者在接受ADT后可以保持部分性功能，而前面所讲的抗雄激素药物（如比卡鲁胺）也不会有性欲减退的副作用。

（4）认知功能减退

不管是男性还是女性，性腺功能减退都可能会导致认知功能减退，主要体现在处理复杂信息的能力下降，抑郁症的发生率增加。

（5）体质的改变

在接受ADT的患者中，肌肉体积减小和脂肪比例的增多非常常见。ADT治疗1年后，平均体重增加1.8%～3.8%，相当于一个原本60千克（kg）的患者体重增加了1.5 kg。由于瘦体重（除脂肪外的体重）的减少量基本相同，所以增加的体重都是由于体内脂肪量的增多所致，一般体内脂肪平均增加9.4%～23.8%。

（6）男性乳房发育

★ **概述**　由于ADT药物的影响，乳房组织的改变十分常见。男性乳房发育和乳房胀痛或压痛可以同时或者单独发生。雌激素类药物（如己烯雌酚）可导致约40%的患者发生男性乳房发育。同样，抗雄激素药物治疗时增加的睾酮在外周转化为雌二醇，也可导致男性乳房发育，且发生率较高。据统计，在接受比卡鲁胺150毫克/日（mg/d）治疗的患者中，男性乳房发育的发生率为66.3%，乳房胀痛的发生率为72.7%。

★ **解决办法** 预防性放射治疗已经被用于预防或减轻因己烯雌酚或抗雄激素药物引起的疼痛性男性乳房发育，而一旦男性乳房发育已经发生，放射治疗则无效。吸脂术或者皮下乳腺切除术可用于治疗已经发生的男性乳房发育，他莫昔芬则可用于治疗乳房胀痛。

（7）贫血

★ **概述** ADT引起的贫血较常见，接受联合雄激素阻断治疗的患者中有90%出现血红蛋白浓度（也称为血色素）下降，并且至少下降10%。肿瘤转移至骨髓、造血功能受损可以进一步加重贫血，但是即使未发生远处转移的前列腺癌患者在接受ADT后也会发生贫血。一般ADT治疗后1个月内血红蛋白浓度就开始下降，并将持续下降24个月。

★ **解决办法** 在进行补充治疗后，仅有13%的患者贫血症状得到改善。贫血的原因主要是由于缺少睾酮对红细胞前体的刺激和促红细胞生成素的减少。在停止ADT后，贫血会得以恢复，但可能需要1年时间。

如何治疗去势抵抗性前列腺癌（CRPC）？

前列腺癌在最初接受去势治疗时往往是有效的，因为此时前列腺癌细胞依然对雄激素依赖，随着治疗时间的延长，前列腺癌细胞开始对雄激素变得不依赖，从而发展成去势抵抗性前列腺癌（Castration Resistant Prostate Cancer，CRPC）。

💜 去势抵抗性前列腺癌（CRPC）的定义是什么？

CRPC在专业的《前列腺癌诊疗指南》中的定义如下：经过初次持续ADT后疾病依然进展的前列腺癌。需要同时满足2个条件：①血清睾酮达去势水平［＜50 ng/ml或＜1.7纳摩尔/升（nmol/L）］；②间隔1周，连续3次PSA上升，较最低值升高50%以上。

据统计，转移性前列腺癌往往在内分泌治疗缓解18～24个月后逐渐对激素出现非依赖而发展成为CRPC，当然也有部分前列腺癌细胞在最初接受治疗时就对雄激素非依赖，也可以成为 CRPC。

💙 CRPC 的治疗有哪些原则？

虽然 CRPC 对雄激素变得不依赖，但雄激素受体仍然有活性，必须继续雄激素抑制治疗。因此 CRPC 的全身治疗原则是继续应用内分泌药物确保血睾酮维持在去势水平，采用化疗改善疼痛和乏力等症状和延长生存时间，对骨转移患者应用双膦酸盐预防骨相关事件。

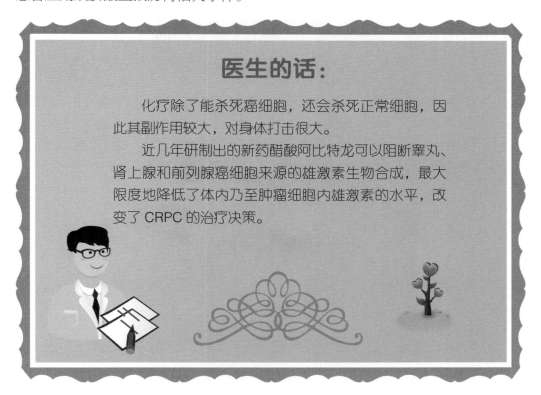

医生的话：

化疗除了能杀死癌细胞，还会杀死正常细胞，因此其副作用较大，对身体打击很大。

近几年研制出的新药醋酸阿比特龙可以阻断睾丸、肾上腺和前列腺癌细胞来源的雄激素生物合成，最大限度地降低了体内乃至肿瘤细胞内雄激素的水平，改变了 CRPC 的治疗决策。

下面分类讲述目前的治疗原则，由于这一部分内容比较复杂，您如需要了解更多，可以咨询您的医生。

> ★ **非转移性 CRPC 患者** 不推荐使用化疗及免疫治疗，可观察等待或选择二线内分泌治疗方法，包括加用抗雄激素药物、抗雄激素药物替换、停用抗雄激素药物、加用肾上腺雄激素抑制剂（酮康唑、氨基苯乙哌啶酮、皮质类固醇如地塞米松等）、雌激素化合物（需警惕血栓风险），以及新的治疗方法。

★ **未经化疗无症状或轻微症状但身体状况良好的转移性CRPC患者**
建议选择二线内分泌治疗及醋酸阿比特龙联合泼尼松、多西他赛及
Sipuleucel-T（第一种有效治疗CRPC的肿瘤疫苗）治疗。

★ **未经化疗有症状但身体状况良好的转移性CRPC患者** 可采用多西他
赛、醋酸阿比特龙联合泼尼松、酮康唑联合皮质激素、米托蒽醌或放射
性核素治疗。

★ **未经化疗有症状且身体状况差的转移性CRPC患者** 建议采用醋酸阿比
特龙联合泼尼松治疗。

★ **既往接受过多西他赛化疗但身体状况良好的转移性CRPC患者** 建议采
用醋酸阿比特龙联合泼尼松、卡巴他赛或MDV3100（一种新型的抗雄激
素药物）治疗，如果获得这些药物有困难，则采用酮康唑联合皮质激素
治疗。对于之前对多西他赛化疗有反应的患者可以重试多西他赛化疗。

★ **既往接受过多西他赛化疗但身体较差的转移性CRPC患者** 主要采用姑
息性治疗，可对一些患者有选择性地给予醋酸阿比特龙联合皮质激素、
MDV3100、酮康唑联合皮质激素或放射性核素治疗。

★ **前列腺癌骨转移** 治疗原则见上一节。

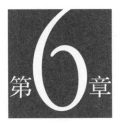

第6章

前列腺癌的
随访与保健

关键问题

★ 治愈性治疗后需随访哪些指标？

★ 接受治愈性治疗后何时开始随访？随访的时机是何时？

★ 前列腺癌内分泌治疗后需要随访哪些项目？

★ 内分泌治疗后的随访时机是何时？

★ 前列腺癌治愈性治疗后复发是如何诊治的？

★ 饮食、运动与前列腺癌有什么关系？

★ 前列腺癌患者需要采取什么样的饮食方式？

★ 对前列腺癌患者适宜的运动有哪些？

★ 如何通过饮食或运动来减轻前列腺癌治疗产生的副作用？

★ 前列腺癌患者如何制订合理的饮食运动方案？

★ 除了健康饮食与规律运动，还有哪些辅助疗法可能奏效？

★ 当得知患有前列腺癌后，可能会出现哪些担忧？

★ 采取哪些措施有助于舒缓有害情绪？

★ 如何和爱人/朋友保持良好的沟通？

★ 关于前列腺癌最想问的几个问题要如何提问才最达意？

前列腺癌的随访是如何开展的？

想要战胜疾病，患者除了关心前列腺癌如何诊断和治疗，还非常关心治疗后需要定期复查哪些项目。患者配合医生做好随访工作，是值得鼓励和提倡的，所以这一节我们就重点讲述前列腺癌治疗后的随访。

随访的主要目的在于了解治疗的效果和治疗所产生的副作用，并判断疾病有无进展。一旦病情进展，可以及时地给予有效的进一步治疗。一个完善的随访方案不但有助于治疗疾病，而且可以最大限度地减少患者的经济负担。因此，对前列腺癌必须制订严格、规范的随访方案。

💙 治愈性治疗后需随访哪些指标？

前列腺癌的治疗主要包括根治性前列腺切除术、放疗和内分泌治疗。前列腺癌的治愈性治疗主要是指根治性前列腺切除术和放疗（包括外照射、近距离照射治疗），或这些治疗方法的联合应用。如图 6-1 所示，接受治愈性治疗后，需要随访的项目可以分为下面几类。

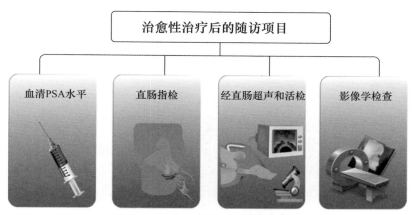

图 6-1　治愈性治疗后需随访的项目

（1）血清 PSA 水平

监测血清 PSA 水平的变化是前列腺癌随访的基本内容。

> ★ **根治性前列腺切除术后 PSA 的监测**　成功的根治性前列腺切除术 3 周后应该检测不到 PSA。PSA 持续升高说明体内有产生 PSA 的组织，即残留的前列腺癌病灶。在根治性前列腺切除术后，连续 2 次血清 PSA 水平超过 0.2 ng/ml 提示前列腺癌生化复发。因为 PSA 存在清除期，根治性前列腺切除术后第一次 PSA 检查应该在术后 6 周至 3 个月之间进行，发现 PSA 升高时应该再次检查以排除实验室检查的误差。
>
> ★ **放射治疗后 PSA 的监测**　放疗后腺体仍然存在，PSA 水平下降缓慢。放疗后 PSA 最低值是生化治愈的标志，也是一个重要的预后判断因素。总体而言，这个值越低治愈率越高（即 PSA 最低值越低，患者的预后越好），一般认为在 3 ～ 5 年之内 PSA 水平最低值 ≤ 1 ng/ml 者的预后较好。无论是否同时应用了内分泌治疗，放疗后 PSA 水平升高超过 PSA 最低值 2 ng/ml 或 2 ng/ml 以上时都被认为有生化复发，生化复发的时间就是出现这种情况的时间。

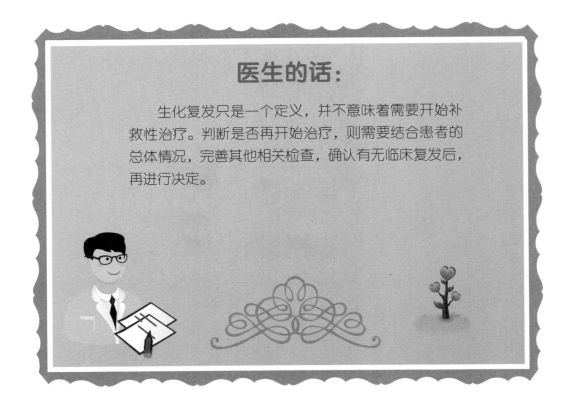

医生的话：

生化复发只是一个定义，并不意味着需要开始补救性治疗。判断是否再开始治疗，则需要结合患者的总体情况，完善其他相关检查，确认有无临床复发后，再进行决定。

此外，研究提示，PSA 动力学可能是重要的预后判断指标。

根治性前列腺切除术和放射治疗后 PSA 倍增时间（PSA Doubling Time，PSADT）＜ 3 个月与前列腺癌特异性死亡率关系密切，对于这样的患者可以考虑进行挽救性内分泌治疗。

内照射治疗后 PSA 倍增时间＜ 12 个月的患者可能也需要积极的补救性治疗。

（2）直肠指检（DRE）

DRE 被用于判断是否存在前列腺癌局部复发。在治愈性治疗后，如果前列腺区有新出现的结节时应该怀疑局部复发。在根治性前列腺切除术和根治性放射治疗后不必进行常规 DRE，只需规律检测血清 PSA 以判断有无复发。如果血清 PSA 升高，则需要进一步检查，包括 DRE。对于不分泌 PSA 的肿瘤患者（如 Gleason 评分为 8 ～ 10 分、恶性程度较高的肿瘤有时不分泌 PSA），应常规进行 DRE。

（3）经直肠超声和活检

前列腺活检一般不作为常规的随访手段，检查的目的是发现局部复发的组织学证据。放射治疗后，如果不考虑接受挽救性前列腺切除术和其他治疗方法，则不推荐进行前列腺活检。如需活检，应该在放射治疗 18 个月以后进行。生化复发者前列腺活检阳性率为 54%，DRE 异常者前列腺活检阳性率为 78%。根治术后如果 PSA ＞ 0.5 ng/ml、DRE 发现局部结节或经直肠超声检查发现局部低回声病变时建议进行前列腺活检。

（4）影像学检查

生化复发仅代表 PSA 的升高达到一定标准，并不意味着局部复发，一些患者可能存在远处转移。为了进一步进行挽救性局部治疗，需要敏感的影像学方法检测局部和远处病灶。

骨扫描与腹部 CT、MRI 及 PET/CT 扫描等检查的目的主要是发现前列腺癌的转移灶，对于没有症状和无生化复发证据的患者不推荐将这些检查作为常规的随访手段。MRI 和 PET/CT 扫描在前列腺癌复发病灶的检测中的作用正越来越受到重视，可以发现早期局部复发病灶和远处转移病灶。有骨骼症状的患者则需要进行骨扫描检查，不必考虑血清 PSA 水平。骨扫描还可以用于 PSA 水平 ＞ 20 ng/ml、PSADT ＜ 6 个月或 PSA 速率 ＞ 0.5 纳克 /（毫升·月）[ng/（ml·mo）] 者。

💟 接受治愈性治疗后何时开始随访？随访的时机是何时？

★ 治愈性治疗之后即开始随访

第一次随访主要检查与治疗相关的并发症，如有无尿失禁、肠道症状以及性功能状态如何等。可以根据肿瘤或患者的特点对随访方法做出相应调整。例如，与高分化、局限在包膜内的肿瘤或手术切缘阴性的患者相比，低分化、局部进展的肿瘤或手术切缘阳性的患者应该进行更加严密的随访。

★ 监测无症状的患者

如图 6-2 所示，前列腺癌有关的临床表现、血清 PSA 水平的检测和 DRE 为常规随访方法，在治疗后前 2 年之内应该每 3 个月随访 1 次，2 年后每 6 个月随访 1 次，5 年后每年随访 1 次。必要时可适当缩短随访间隔时间。

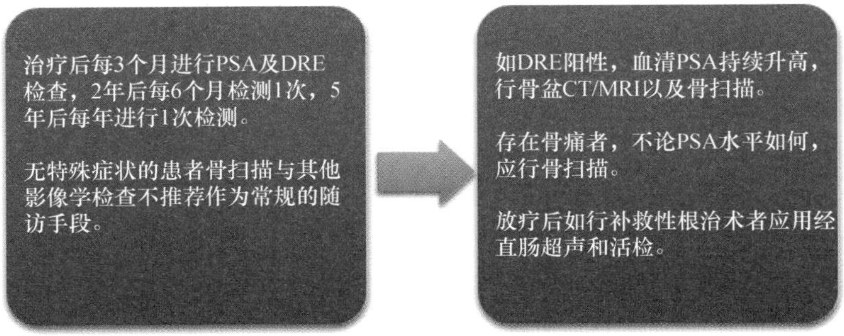

图 6-2　治愈性治疗后的随访指南

💜 前列腺癌内分泌治疗后需要随访哪些项目？

如上文所述，随访一方面是为了了解治疗的效果和副作用，另一方面则是为了判断疾病有无进展。对于内分泌治疗后的患者，主要需要随访：①血清 PSA、骨扫描、超声和胸片等，可以判断疾病有无进展；②肌酐、血红蛋白和肝功能等，可以了解治疗产生的副作用。具体随访内容如下。

（1）PSA

内分泌治疗的早期阶段，患者应有规律地监测 PSA 水平。根据治疗前 PSA 水平和治疗初期 3 ～ 6 个月 PSA 水平下降的情况，可以判断内分泌治疗的敏感性和反应的持续时间。内分泌治疗后 3 个月和 6 个月的 PSA 水平与患者的预后相关。治疗后 3 个月和 6 个月的 PSA 水平越低，可能对治疗反应性持续时间越长。

对于无症状患者进行规律的 PSA 监测可以更早地发现生化复发，因为 PSA 水平升高通常早于临床症状数月。

（2）肌酐、血红蛋白、肝功能

在进展性前列腺癌中监测肌酐是有价值的，因为可以发现上尿路梗阻（上尿路梗阻后，肾功能下降，从而使血肌酐升高）。血红蛋白、肝功能的监测也可以显示前列腺癌的进展以及内分泌治疗的毒性。当非类固醇类抗雄激素药物（比卡鲁胺、氟他胺等）出现严重的肝毒性时，往往会导致内分泌治疗中断。

碱性磷酸酶及其骨特异性同工异构酶可以用于监测 M_{1b} 期（除骨以外的前列腺癌远处转移）前列腺癌患者。同 PSA 相比，这些标志物的优点是不受内分泌治疗的直接影响。

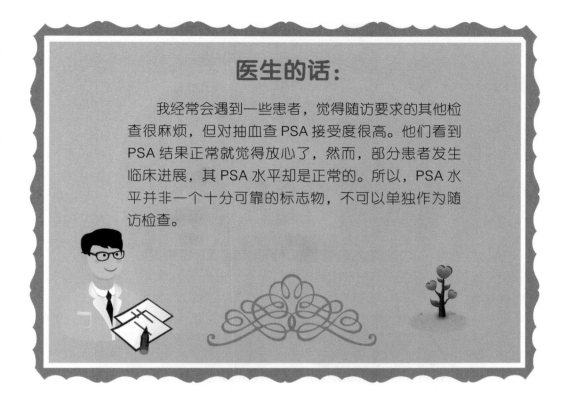

医生的话：

我经常会遇到一些患者，觉得随访要求的其他检查很麻烦，但对抽血查 PSA 接受度很高。他们看到 PSA 结果正常就觉得放心了，然而，部分患者发生临床进展，其 PSA 水平却是正常的。所以，PSA 水平并非一个十分可靠的标志物，不可以单独作为随访检查。

（3）骨扫描、超声和胸片

PSA 正常的无症状患者不需要进行骨扫描。对内分泌治疗过程中出现 PSA 升高、骨痛等症状者应行骨扫描检查，必要时还需要进行超声和胸片检查。

（4）血清睾酮水平

有文献报道，少数患者应用 LHRH 类似物不能使血中睾酮降至手术去势水平。因此，接受药物去势的患者，有必要进行定期的血清睾酮水平监测。

（5）代谢并发症监测

进行 ADT 治疗的患者可能会因为血清睾酮水平显著降低而引发一系列并发症，如潮热、性欲减退、勃起功能障碍、男性乳房发育和骨骼矿物质丢失等。除此以外，血清睾酮水平降低还可以引起胰岛素抵抗、动脉硬化、糖尿病等代谢并发症发生率升高。

在接受去雄激素治疗前，建议既往有心血管病史且年龄大于 65 岁的患者就诊心血管内科以进行评估。所有患者在接受去雄激素治疗后都应该每 3 个月进行 1 次糖尿病筛查和糖化血红蛋白检测，可疑患者应进行糖耐量试验，必要时请内分泌科医生会诊。对所有接受去雄激素治疗的患者都应该进行生活及行为方式指导，如饮食、锻炼、戒烟等。

💜 内分泌治疗后的随访时机是何时？

推荐在内分泌治疗开始后第 3 个月和第 6 个月进行初步随访评估，具体方案如图 6-3 所示。

对于 M0 期（即无转移前列腺癌）患者中治疗反应良好者，如症状改善、心理状况良好、治疗依从性好、PSA 水平＜ 4 ng/ml，可每 6 个月随访 1 次。

对于 M1 期（即转移前列腺癌）患者中治疗反应良好者，如症状改善、心理状况良好、治疗依从性好、PSA 水平＜ 4 ng/ml，可每 3 ～ 6 个月随访 1 次。

疾病进展时，随访间期应缩短，因为此时停止抗雄激素治疗对患者有益。对于内分泌治疗抵抗的患者，发生疾病进展、按标准治疗无反应时，则需要进行个体化的随访方案。

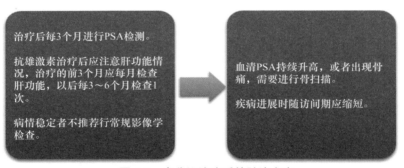

图 6-3　内分泌治疗后的随访方案

💜 前列腺癌治愈性治疗后复发是如何诊治的？

在根治性前列腺切除术后，连续 2 次血清 PSA 水平超过 0.2 ng/ml 提示前列腺癌生化复发；而放疗后 PSA 水平升高超过 PSA 最低值 2 ng/ml 或 2 ng/ml 以上时被认为出现生化复发。

再次提醒您，生化复发只是一个定义，并不意味着需要开始挽救性治疗。在确定有生化复发后，需要结合患者的总体情况，完善其他相关检查，确认有无临床复发，再决定是否进行辅助性或挽救性治疗（详见本书第五章有关进展性前列腺癌治疗决策的内容）。

饮食、运动等日常活动与前列腺癌有什么关系?

随着医学的发展进步，对前列腺癌的治疗也越来越有成效。很多患者在被诊断为前列腺癌后，都意识到需要改变自己的饮食方式和运动习惯，以期最大限度减慢或避免癌的发展，提高自己的生活质量。已经有多种研究证明，健康的饮食和规律的运动可以预防很多与年龄相关的疾病，如心血管疾病、糖尿病等。一些新的研究也证明，健康的饮食和规律的运动同样可以减慢前列腺癌的发展，甚至可以在一定程度上预防前列腺癌的发生。

鉴于经常听到患者问我这样的问题："大夫，我现在已经得了前列腺癌，以后我在饮食上和生活上有什么需要注意的? "本节就将围绕这个问题展开。

这一节的内容综合参考了近几年国内国外出版的各种临床研究和科学实验的结果，以期为患者制订出一个最合理的饮食及运动方案，希望患者在采纳后不仅能减少前列腺癌的痛苦，还能保持良好的生活质量。当然，在这里要声明一点，医学知识是一直在更新的，所以请患者在采纳本书所提供的饮食运动方案前务必与医生进行充分的沟通。

💜 饮食、运动与前列腺癌有什么关系?

体脂含量的增加与前列腺癌的关系

现代社会最普遍的生活方式是：高热量、高脂、高糖饮食，再加上很少运动，这导致超重和肥胖人群正逐渐增加。体脂含量增加会导致很多疾病的发病率增加，包括我们要重点论述的前列腺癌（尤其是进展性前列腺癌）。

人体脂肪组织可被认为是人体最大的内分泌器官，它能分泌多种蛋白质和激素，从而导致人体细胞的炎症反应和氧化反应，而这些因素在前列腺癌的发生中都起到了至关重要的作用。

氧自由基对癌症发生的作用?

氧化反应是一个自然界中很普遍的化学反应，物质的燃烧、腐烂、人体能量的产生都离不开它的作用。在人体内，不适当的氧化反应可以产生大量氧自由基，破坏正常的细胞结构，造成细胞损伤，导致癌症的发生。

饮食与前列腺癌发生的关系可详见第三章相关内容。

如何通过日常生活的调理预防前列腺癌？

尽管医学如此发达，关于前列腺癌的病因还是没有研究清楚。不过，根据各种研究资料，我们发现了一些与前列腺癌相关的危险因素。比如，某些饮食习惯就是重要的危险因素，同时也是一个可以人为改变的因素（某些基因也是前列腺癌的危险因素，却无法人为改变）。通过调整饮食习惯，可以在一定程度上预防前列腺癌。除此之外，采取合适的运动对前列腺癌的预防也大有裨益。下面列举了 7 项预防前列腺癌的生活建议：

（1）尽量保持合适的体重；

（2）每天至少运动 30 分；

（3）尽量不喝含糖饮料，限制高热量食物的摄入；

（4）多吃蔬菜、水果、全麦食品及豆制品；

（5）少吃红肉（包括牛肉、猪肉、羊肉等）；

（6）如果需要饮酒，要注意限量；

（7）少吃含盐量高的食物。

如果能保持这些习惯，不仅对预防前列腺癌起到一定作用，对于身体心血管健康、内分泌调节也很有益处。在此不得不提的是，不少老年人喜欢服用补品。其实，市面上的许多补品都没有预防癌症的科学根据，而且已经有研究表明，维生素 E、硒都不能起到预防前列腺癌的作用。所以，医生建议不要用各种补品来预防前列腺癌。

前列腺癌患者需要采取什么样的饮食方式？

对于已经诊断为前列腺癌的患者，则需要通过多种途径以争取减缓前列腺癌的发展和减小其复发概率。从饮食角度来讲，可以用一句话总结，即"多吃蔬菜水果，少吃高脂、高热量食物"。因为蔬菜水果中富含抗氧化物，可以减轻氧化反应和炎症反应对人体的损伤，从而减少癌症的发展与复发的可能性。

根据一份来自北美的前列腺癌饮食指南，向您推荐如下的饮食方案：

（1）含番茄红素（每天超过 15 mg）的饮食；

（2）豆制品，包括豆浆、豆腐；

（3）亚麻籽；

（4）低脂、富含纤维素饮食；

（5）每日补充 200 微克（μg）硒。

该项方案已被证明可以降低前列腺癌的复发率和 PSA 水平，并有助于改善患者的生存质量。

不过，目前这些饮食方案都是同时进行的，很难确定单独采取上述某一项方案能否降低前列腺癌的复发率。另外，维生素 E 也被证明可以减慢前列腺癌的发展（尽管不能起到预防作用），但当维生素 E 使用量超过 400 国际单位（IU）时就会产生其他副作用（导致糖尿病、心血管疾病等相关风险），所以关于能否服用维生素 E，请务必咨询医生后再做考量。

每日摄入番茄红素超过 15 mg 已被证明可以减慢前列腺癌的进展，并可预防前列腺癌的复发。表 6-1 罗列了各种不同食物所能提供的番茄红素量。

表 6-1　各种不同食物能够提供的番茄红素量

食物种类	推荐食用量	番茄红素量（mg）
蔬菜汁	250 ml（1 杯）	23.4
西红柿汁	250 ml（1 杯）	22.0
番茄酱	125 ml（1/2 杯）	21.5
西红柿汤	250 ml（1 杯）	9.0
西瓜汁	250 ml（1 杯）	9.0
新鲜西红柿	1 个	3.2

研究证明，每日补充豆制品（至少 62.5 mg 异黄酮）可以降低 PSA，从而有益于前列腺癌患者。这主要是因为豆类中的异黄酮可以抑制前列腺癌细胞的生长，而且豆类营养价值很丰富，富含蛋白质、钙、膳食纤维。食用豆类还可以降低胆固醇。

亚麻籽也是一类营养价值丰富的食物，富含多种膳食纤维、维生素、矿物质以及 omega-3 脂肪酸，它也可以降低前列腺癌进展的风险。

此外，石榴富含抗氧化物质及其他丰富的营养素。有少数几个研究证明，长期饮用石榴汁可以减缓前列腺癌的发展。图 6-4 总结了现有研究已证明对预防前列腺癌有益处的食物。

建议大家的饮食搭配可以更加合理，更加多样化，因为老年患者需要"对付"的不仅是前列腺癌，还可能有糖尿病、心脑血管疾病等。图 6-5 是专门为让百姓了解各色水果与所含抗氧化物质而设计的图表，该图罗列了一些五颜六色且有益健康

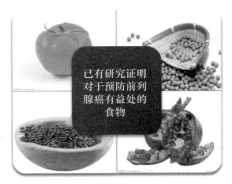

图 6-4   已被研究证明对于预防前列腺癌有益处的食物

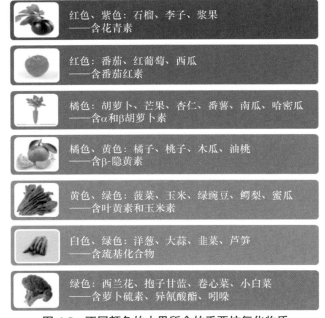

图 6-5   不同颜色的水果所含的重要抗氧化物质

的水果，以及其所含的重要抗氧化物质，希望帮助大家尽量做到均衡饮食。

💜 对前列腺癌患者适宜的运动有哪些？

对于前列腺癌患者来说，长期、规律的运动习惯主要有 2 个好处：①可以使人体产生大量的抗氧化物，从而减少氧化反应和炎症反应；②运动时可以燃烧大量热量，使人体脂肪组织减少，也减小了一大隐患（如图 6-6 所示）。

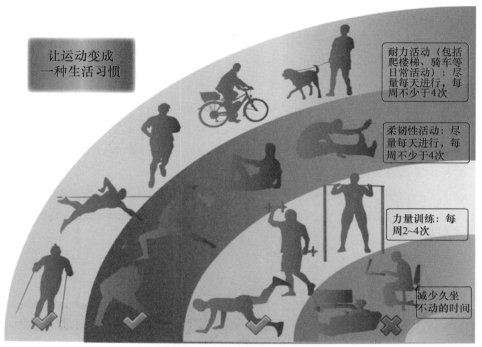

让运动变成
一种生活习惯

耐力活动（包括
爬楼梯、骑车等
日常活动）：尽
量每天进行，每
周不少于4次

柔韧性活动：尽
量每天进行，每
周不少于4次

力量训练：每
周2~4次

减少久坐
不动的时间

图 6-6　前列腺癌患者的活动指南

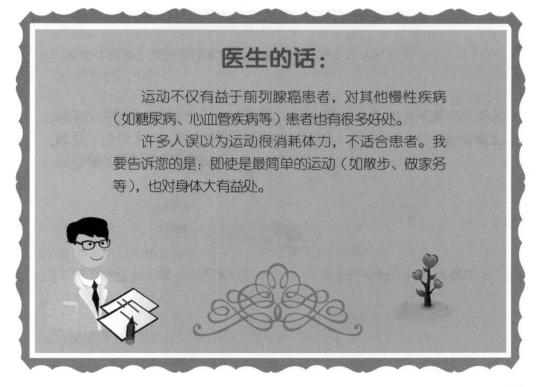

医生的话：

运动不仅有益于前列腺癌患者，对其他慢性疾病
（如糖尿病、心血管疾病等）患者也有很多好处。

许多人误以为运动很消耗体力，不适合患者。我
要告诉您的是：即使是最简单的运动（如散步、做家务
等），也对身体大有益处。

★ 有阻力运动

有研究证实，适量的有阻力运动可以提高肌肉耐力和力量，提高生活质量。尤其是对于接受了内分泌治疗的患者，有阻力的运动可以很大程度上减轻治疗产生的副作用。通过有阻力运动，可以增加肌肉力量、强健骨骼、减轻疲乏感，而且可以增加患者的自信心，改善心情。

随着年龄增长，肌肉力量会逐渐下降。对于接受了内分泌治疗的患者而言，这种下降趋势会更明显，而长期进行有阻力运动的患者则可以使这种下降趋势延缓。

那么，什么运动可被称为阻力运动呢？它包括抵抗自身重力的阻力运动和抵抗外界阻力的运动。前者包括仰卧起坐、俯卧撑、引体向上和最近网络上流行的平板支撑运动；后者则包括推举杠铃、哑铃和其他器械的运动。

★ 有氧运动

长期坚持有规律的有氧运动，可以增强骨质、减少体内脂肪组织，还可以增强心功能。这使老年前列腺癌患者十分受益，有氧运动的具体方式推荐跑步、快走、游泳、登山、跳舞等。对于接受了内分泌治疗的患者来说，有氧运动对预防心血管疾病和糖尿病也颇有益处。此外，经常进行有氧运动，还有助于改善患者的勃起功能。但需要注意的是，如果存在前列腺癌骨转移、骨质较疏松，或者合并其他心血管疾病，则采取有氧运动方式时需慎重，最好咨询医生，选择适合自己的运动方式。

如何通过饮食或运动来减轻前列腺癌治疗产生的副作用？

前列腺癌治疗过程中会产生不同的副作用，如骨质减少、肌肉减少、体重增加等。这些副作用也可以通过健康饮食和规律运动得到改善。下面将讲述如何通过饮食或运动来改善各种不同的治疗副作用（主要是内分泌治疗后的副作用）。

（1）骨质疏松

内分泌治疗可导致患者骨质减少，并进一步发展为骨质疏松。对于开始内分泌治疗前就发现骨密度偏低的患者，则更需要口服相应的药物来预防骨质疏松，如钙剂和维生素 D。

★ **钙** 目前推荐超过 50 岁的前列腺癌患者每日摄入 1500 mg 钙，可以从食物或钙剂（如碳酸钙颗粒）中获取，但不要超过 2500 mg/d（如表 6-2 所示）。

★ **维生素 D** 不仅可以改善骨密度，还可以起到预防癌症的作用。推荐每日服用维生素 D 1000 IU，但是不要超过 2000 IU 或 50 μg（见表 6-3）。

★ **积极且适量的运动** 毫无疑问，运动可以改善骨密度，提高肌肉力量，从而减少跌倒的发生，降低骨折风险。老年人可以进行一些简单的运动，如跳舞、爬山、滑冰等。

★ **戒烟** 吸烟则会降低骨骼强度，还会影响整体健康状况，使得很多疾病都找上门来。因此，请务必要戒烟。

表 6-2　不同食物的含钙量

食物种类	推荐食用量	含钙量（mg）
奶酪	50 g	390 ~ 440
牛奶或巧克力奶	250 ml（1 杯）	300
酸奶	185 ml（3/4 杯）	300
奶粉	45 ml（3 汤匙）	280
豆浆	250 ml（1 杯）	300
浓橘子汁	250 ml（1 杯）	300
沙丁鱼	24 g	90
橘子	1 个	50

表 6-3　不同食物的维生素 D 含量

食物种类	推荐食用量	含维生素 D 量（IU）
鲱鱼	100 g	900
鲑鱼	100 g	650
沙丁鱼	100 g	250
豆浆或牛奶	250 ml（1 杯）	90
鸡蛋	1 个	25

另外，蛋白质摄入充分，有助于保持骨骼强度。鱼、家禽、坚果、鸡蛋、牛

奶、奶酪等都是富含蛋白质的食物。而过量的咖啡因和盐会降低骨骼强度。咖啡因存在于咖啡、浓茶、巧克力、可乐等食物中，喝咖啡每天不能超过 4 杯；高盐食物包括罐装食品、酱、薄脆饼干、腌制食品等，建议每日摄入食物含钠量不超过 2100 mg。

（2）肌肉减少和体重增加

这是前列腺癌患者经过内分泌治疗后比较常见的一个副作用。首先，患者需要进行规律的运动，提高肌肉力量，减少疲乏感。此外，低脂、低热量饮食同样有助于控制体重。

（3）潮热

这是内分泌治疗后最常见的副作用。目前还没有研究证明哪种饮食可以减少潮热的发生。但可以确定的是，有些食物可以引起潮热，包括热的食物或饮品、辛辣食物、咖啡因、酒精等，可以减少这些食物的摄入来预防潮热的发生。

（4）腹泻

放疗可致前列腺周围的膀胱、肠道受影响，从而产生相应的副作用，腹泻就是其中一个比较常见的肠道并发症。轻度腹泻（便软，大便次数轻度增多）不需要治疗，而中重度腹泻（大便频繁，伴腹痛、水样便）则有必要进行饮食或药物上的干预。一般建议采取如下的干预措施：

1）少量多餐，每日吃 4 ～ 6 顿；

2）多饮水（因腹泻可致脱水），可选择水、清茶、普通碳酸饮料、淡果汁等；

3）避免摄入酒精、可乐、咖啡、浓茶、李子汁等饮品（可导致腹泻加重）；

4）避免高膳食纤维饮食（减少全麦面包的摄入，水果蔬菜去皮，少吃坚果、玉米、豆类、豌豆、西兰花等）；

5）不吃油炸食品和辛辣刺激食物；

6）避免过冷或过热的食物。

需要注意的是，以上提到的多种食物实际上是非常有益于前列腺癌患者的，仅当出现严重腹泻后才需要避免。

♥ 前列腺癌患者如何制订合理的饮食运动方案？

上一问所回答的内容基本已经涵盖了前列腺癌患者所应遵循的饮食和运动策略，这里再做一次汇总。需要说明的是，尽管有很多研究证实以上这些饮食或运动的有效性，但至今还没有一项随机对照研究（临床研究中的"金标准"研究方法）去证明这个论点的正确性。正如多运动且高营养喂养的孩子不一定都能达到理想的身高一样，采取这些饮食或运动也并不一定能避免前列腺癌的发展或复发。

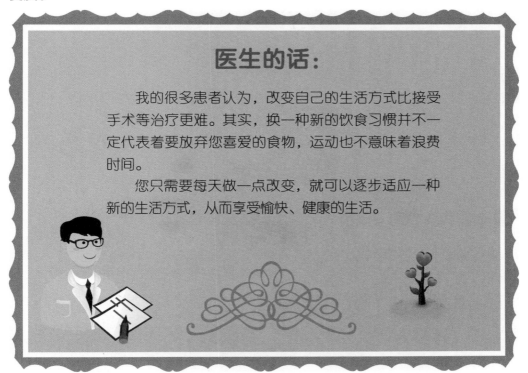

医生的话：

我的很多患者认为，改变自己的生活方式比接受手术等治疗更难。其实，换一种新的饮食习惯并不一定代表着要放弃您喜爱的食物，运动也不意味着浪费时间。

您只需要每天做一点改变，就可以逐步适应一种新的生活方式，从而享受愉快、健康的生活。

综上所述，为了达成更加健康的生活方式，需要做到以下几点：

（1）减少体内脂肪含量：少吃高热量、高糖、高脂食物；

（2）多吃蛋白质含量丰富的食物，以保持肌肉体积；

（3）坚持每天运动；

（4）多吃不同种类的蔬菜和水果。

除了健康饮食与规律运动，还有哪些辅助疗法可能奏效？

有一些辅助疗法可以改善患者整体的健康状况，还可以减轻治疗过程中的副作用，分散注意力，减轻焦虑、不安的情绪，改善心情。

辅助疗法有很多种，包括气功、针灸、按摩、瑜伽、中草药、催眠疗法等，可以咨询医生，采取一种适合自己的疗法。

如何正确面对前列腺癌？

当一个人被医生告知患有前列腺癌或者前列腺癌扩散转移时，毫无疑问，内心会遭受巨大的打击。诚然，有一些老年患者，久经社会沧桑，对这种突如其来的打击能够泰然处之，但大部分人还是会感到恐惧与震惊。但不幸中的万幸是，前列腺癌与其他恶性肿瘤相比，其总体预后相对要好很多，而且随着治疗方式的进步，基本上大部分患者都可以治愈。然而，医生可以治疗患者身体内的癌灶，但却左右不了患者内心的波动。希望这一节的内容，能帮助患者更好地疏导自己。

💜 当得知患有前列腺癌后，可能会出现哪些担忧？

这是来自一个前列腺癌患者的心声："当我得知自己的 PSA 值升高后，我就感到非常担忧，后来住院接受了前列腺穿刺，医生告诉我确实患有前列腺癌。听到这个消息，我整个人都木了。接下来的整整 1 周，我都感觉很恍惚，我不敢想前列腺癌会给我带来什么后果。后来，我接受了手术，尽管手术很成功，但是手术后我又陷入了担忧，生怕前列腺癌会再次找上门来，如果真的复发我是不是就要面临死亡……"。

进入这名患者的内心世界，我们会发现很多前列腺癌患者都经历着痛苦的内心挣扎。在得知患有前列腺癌后，大部分患者会觉得很焦虑、恐惧、悲观、失落，对未来、对人生失去信心；而当得知前列腺癌的病情进展或治疗后又复发，这种焦虑不安的情绪将更强烈。

当然，有些人在得知患前列腺癌后，表现得还算乐观。不同人的心理反应都不太一样，这种差异是可以被理解和尊重的。对于比较悲观的患者，需要鼓励他走出心理"阴霾"，采取更积极的生活态度，以更好地面对未来。

💜 采取哪些措施有助于舒缓有害情绪？

减少有害情绪的方法策略如图 6-7 所示。

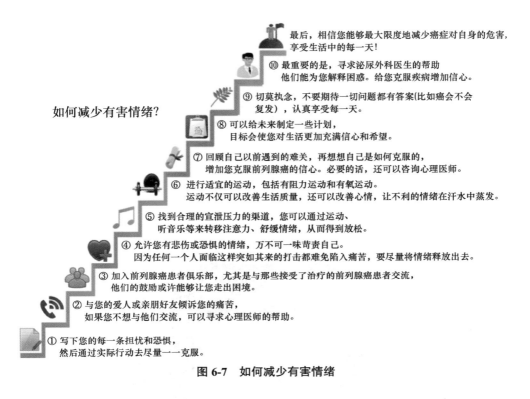

如何减少有害情绪？

最后，相信您能够最大限度地减少癌症对自身的危害，享受生活中的每一天！

⑩ 最重要的是，寻求泌尿外科医生的帮助
他们能为您解释困惑。给您克服疾病增加信心。

⑨ 切莫执念，不要期待一切问题都有答案(比如癌会不会
复发)，认真享受每一天。

⑧ 可以给未来制定一些计划，
目标会使您对生活更加充满信心和希望。

⑦ 回顾自己以前遇到的难关，再想想自己是如何克服的，
增加您克服前列腺癌的信心。必要的话，还可以咨询心理医师。

⑥ 进行适宜的运动，包括有阻力运动和有氧运动。
运动不仅可以改善生活质量，还可以改善心情，让不利的情绪在汗水中蒸发。

⑤ 找到合理的宣泄压力的渠道，您可以通过运动、
听音乐等来转移注意力、舒缓情绪，从而得到放松。

④ 允许您有悲伤或恐惧的情绪，万不可一味苛责自己。
因为任何一个人面临这样突如其来的打击都难免陷入痛苦，要尽量将情绪释放出去。

③ 加入前列腺癌患者俱乐部，尤其是与那些接受了治疗的前列腺患者交流，
他们的鼓励或许能够让您走出困境。

② 与您的爱人或亲朋好友倾诉您的痛苦，
如果您不想与他们交流，可以寻求心理医师的帮助。

① 写下您的每一条担忧和恐惧，
然后通过实际行动去尽量一一克服。

图 6-7　如何减少有害情绪

如何和爱人／朋友保持良好的沟通？

毫无疑问，源自爱人的关心以及所能给予的足够的支持，对于患者克服前列腺癌所引发的身心困境会起到十分重要的作用。她可以倾听患者的痛苦，帮助患者缓解压力，和患者一起努力渡过难关。

前列腺癌在治疗后往往造成性功能障碍，性生活的减少可能会使夫妻之间的关系少了些亲密。另外，前列腺癌在经过内分泌治疗后，由于患者的睾酮水平含量下降，出现体重增加、性欲降低、潮热，还会出现乳房增大和胀痛、阴毛和胡须脱落，这些变化会使患者变得更容易沮丧，记忆力也有所减退，对他人的谈论会更敏感。患者可能会自责，有"自己不是男人"的错觉，这个时候尤其要和爱人充分沟通，让她帮助自己更快地走出痛苦的阴霾。下列这些措施都有助于两人之间的沟通：

（1）多花一些时间相处。可以一起参与活动，如一起看电影、散步等；

（2）多相互交谈，更好地理解对方；

（3）可以一起制订一些目标，然后共同完成。

除了与爱人经营好关系，也不要忘了寻求身边好友的帮助，有了他们的介入，战胜病魔的路上也许就不再孤独。向好友倾诉后，自己的情绪也能得到释放，有益身心的舒展。

最后总结一下，更好地面对前列腺癌需要采取以下措施（如图 6-8 所示）：

（1）保持更好的自我认识和更积极乐观的态度；

（2）积极接受规范的治疗；

（3）规律适量的运动；

（4）健康的饮食；

（5）处理好与爱人和朋友的关系；

（6）努力寻求周围的帮助。

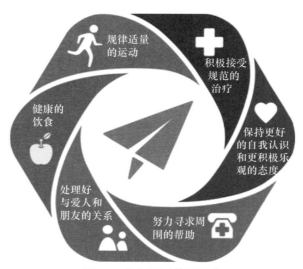

图 6-8　如何面对前列腺癌

关于前列腺癌最想问的几个问题要如何提问才最达意？

至此，关于前列腺癌的全部内容已经基本讲述完，但仍难免有疏漏之处，关于本书中未提及但又迫切想了解的问题，读者可以咨询医生。

下面总结了一些比较有代表性的问题（如图 6-9 所示）。这些问题在就诊时向医生提出，可以更快、更准确地了解自己的病情。

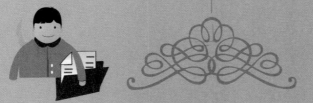

患者的常见问题

① 我的前列腺癌是什么类型的？分期
如何？ Gleason 评分如何？

② 您推荐我进行哪种治疗？为什么？

③ 如果我不治疗，或者选择主动监测
会有什么后果？

④ 是否还有其他治疗方案供我选择？

⑤ 各种治疗方式都有什么副作用？如
何干预？

⑥ 治疗后性生活和生殖能力是否会
受影响？

⑦ 治疗后是否会出现尿失禁？

⑧ 治疗的费用大概是多少？

⑨ 治疗后需要多久才可以正常工作
和生活？

⑩ 治疗后需要定期复查吗？复查哪
些项目？

图 6-9 前列腺癌患者的常见问题

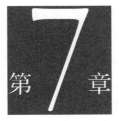

第7章

前列腺癌的医学发展历程

关键问题

前列腺癌医学史中有哪些"第一"或"之最"？

已知的第一个前列腺癌患者是谁？

2012 年，葡萄牙和埃及的研究人员通过计算机 X 射线，在已存在大约 2250 年的木乃伊中发现了前列腺癌的证据，很可能此人是已知的第一个患前列腺癌的人。这证明前列腺癌在人类中已经存在很久，并不是一个新兴的疾病。

前列腺癌在最初是怎么为人类所认识的？

直到 19 世纪中叶，科学家们才逐渐开始认识前列腺疾病。Samuel David Gross（1805—1884），美国著名的外科医师，也是美国第一位病理学家。他最早开展了膀胱破裂的开腹手术以及经耻骨上前列腺手术，并在 1851 年出版相关论文，提出了前列腺肥大与膀胱疾病的区别。1851 年，英国外科医师 John Adams 也第一次将前列腺癌与前列腺肥大区分开来。Henry Thompson 爵士（1820—1904），著名的英国外科医师，也是英国第一位泌尿外科医师，因为其发表的关于尿道狭窄、前列腺疾病的论文，曾分别于 1852 年、1860 年获得英国皇家外科医师协会的 Jacksonian 奖，

1861 年他出版了《前列腺疾病：病理及治疗》一书，最早对前列腺癌进行了详尽的描述。

 第一台前列腺癌的手术发生在哪年？

前列腺癌被发现后，就出现了一个更重要的问题——如何来治疗它？在医学发展的早期阶段，手术切除来治疗癌症无疑是最可靠的手段。其实在前列腺癌被认识之前的 1639 年，就由 Covillard 在行经会阴膀胱取石术时，首次用血管钳取出增生的前列腺中叶。1866 年，Kuchler 首次在尸体上完成了经会阴根治性前列腺切除术，但人们所公认的第一位成功完成经会阴根治性前列腺切除术的却是 Goodfellow（于 1891 年完成）。后来，Young 在 1905 年提出了会阴倒置 "Y" 型切口，并通过一些手术器械的改进，对经会阴前列腺切除术的发展做出了重要贡献，这也是目前有记载的第一台针对前列腺癌的开放性手术。20 世纪 40 年代，Lowsley 对相关器械的进一步改良，使得该术式基本成熟。此外，1887 年美国的 Belfield 和 1888 年英国的 McGill 分别描述了耻骨上前列腺切除术，后来经 Harris 和 Pilcher 的改良，也使得该术式逐渐成熟。1909 年 Vanstockum 又首先开展了耻骨后前列腺切除术，1945 年 Millin 又将该手术规范化，使其成为前列腺癌开放手术的标准术式，并一直沿用至 80 年代。

 外科医师们最早如何通过非手术的手段诊断前列腺癌？

手术切除的前列腺标本，当然可以通过病理检查确诊前列腺癌，但手术前如何通过恰当的手段来诊断前列腺癌，从而为手术提供依据呢？肿瘤的诊断一直是以病理检查作为金标准，为了达到术前诊断的目的，前列腺穿刺活检术也应运而生。前列腺穿刺活检术分为经直肠和经会阴两个路径，1905 年 Young 等最先采用经会阴路径行前列腺活检术，1937 年 Astrald 则首次报道了经直肠前列腺穿刺活检技术。

科学家们在其他手段（非手术）治疗前列腺癌方面的进展如何？

长久以来，手术都面临着创伤大、并发症多的问题，且手术治疗无法扭转中晚期前列腺癌的结局，这都使得科学家们不得不把目光投向其他治疗领域。在伦琴发现 X 射线的同一时期，居里夫人也发现了放射性元素镭，这使得放射治疗成为可能。1910 年，Pasteau 和 Degrais 率先应用镭针插植放疗来治疗前列腺癌。到了 20 世纪 20 ~ 30 年代，才有了可靠的 X 射线设备；20 世纪 40 年代，制造出了人工放射性同位素；20 世纪 50 年代，钴 -60 治疗机开始应用于临床，开创了高能 X 线治疗深部恶性肿瘤的新时代。但针对前列腺癌的放疗，将放射线照射于盆腔，除了杀死前列腺癌细胞，还波及邻近的器官如直肠、膀胱，引起相应的排尿或排便问题，严重困扰着患者，这大大限制了该项技术的应用。

与此同时，前列腺癌的药物治疗也在稳步向前发展。1936 年，芝加哥大学首先报道了雄激素剥夺治疗对前列腺癌的治疗作用。后来在 1941 年，Huggins 和 Hodges 又发现了手术去势和雌激素可延缓转移性前列腺癌的进展，并首次证实了前列腺癌对雄激素去除的反应性，从此开始了前列腺癌的内分泌治疗的征程。这成为前列腺癌治疗的一个里程碑，Huggins 因此项研究获得了 1966 年诺贝尔医学和生理学奖，这也是人类第一次发现内分泌治疗可以控制实体肿瘤的发展。

20 世纪 60 年代末到 70 年代初，甾体类和非甾体类抗雄激素药物研制成功，并开始应用于临床治疗晚期前列腺癌。1971 年 Schally 和 Guillemin 分别从猪和羊的下丘脑中提取到促黄体素释放激素（GnRH），并阐明了该激素的作用，他们也因此项研究共同获得了 1977 年诺贝尔医学和生理学奖。随后便很快有了人工合成 GnRH 类似物，并将其应用于晚期前列腺癌的治疗，取得了与手术去势和雌激素治疗相同的临床疗效。

有关前列腺癌诊断的里程碑式的事件有哪些？

💜 Gleason 分级系统是什么时候诞生的？

就在这一时期，关于前列腺癌的诊断也取得了可喜的成就。1960 年代至 1970 年代早期，直肠指诊开始得到普及，并用于前列腺癌的诊断；1966 年，美国著名病理医师 Donald F. Gleason 提出了 Gleason 分级，根据前列腺癌细胞的形态进行病理分级，到 1970 年时，该分级系统被广泛应用于临床，并且为人们所接受，同期的研究也发现手术时进行盆腔淋巴结清扫可使前列腺癌患者分期更准确。而在此之前的 10 多年，由法国人 Pierre Denoix 提出了肿瘤的分期系统，即 TNM 分期系统，规范了肿瘤的分期，也大大促进了肿瘤的规范治疗。1971 年 Subramanian 等首先应用 ^{99m}Tc- 三聚磷酸盐作为骨扫描剂和全身骨显像装置的发展，使骨扫描成为一种安全、可靠的诊断方法，使得前列腺癌骨转移的诊断更加便捷。1979 年，Hounsfield 和 Allan Cormark 因在计算机断层扫描（CT）技术方面的贡献而获得 1979 年诺贝尔医学和生理学奖，CT 技术的进展也使前列腺癌的影像学诊断迈上一个新的台阶。

前列腺特异性抗原（PSA）是如何被发现的？

针对前列腺癌，更加革命性的成果则是 PSA 的发现。20 世纪 60 年代，Ablin 及其同事在精液中发现了一些新的蛋白质，并进行了报道。1971 年，Hara 及其同事发现了一种他们认为是精液内的蛋白质并在《日本法医学杂志》上发表文章，他们的初衷是能够在精液当中发现某种物质并用于强奸案的侦破。1973 年，Li 和 Beling 分离并提纯了这种蛋白质。1978 年，Sensabaugh 认为该蛋白是一种精液特异性蛋白，并根据其分子量大小将其称为 p30。1979 年的一个新发现可能是对这项检测发展过程中最重要的贡献——纽约布法罗 Roswell Park 肿瘤研究所的 Wang 及其同事，使用凝胶电泳的方法，从前列腺中分离出一种组织特异性抗原，并将其称为“前列腺特异性抗原”。此后，Wang 及其同事的进一步研究表明，这种蛋白质与 Hara 及 Sensabaugh 发现的蛋白质在免疫学上完全相同。1980 年，斯坦福大学的 Papsidero、Wang 及其同事开发了一种血清学试验，使血清中 PSA 水平的检测成为可能。1987 年，斯坦福大学的 Stamey 及其同事首次发表了关于 PSA 在前列腺癌当中应用的临床研究。从此以后，PSA 开始广泛用于前列腺癌的早期诊断，使得大量的前列腺癌患者被检出，也使前列腺癌的死亡率呈现稳步下降的趋势。到 1994 年时，美国 FDA 批准 PSA 作为前列腺癌的筛查指标。

前列腺癌在诊断和治疗上有没有进一步的突破？

近代前列腺癌的医学突破有哪些？

1968 年，Watanable 首先应用经直肠超声检查前列腺，到 20 世纪 80 年代时，该技术已在泌尿外科得到了广泛应用。经直肠超声引导的前列腺穿刺活检术得益于 1985 年 Lee 将经直肠超声高频探头用于前列腺癌的诊断及 1988 年 Ragde 使用了操作更方便安全的活检枪。1989 年 Hodge 等报告经直肠超声指引前列腺 6 位点穿刺活检（简称 6 点穿刺法）的阳性率高于手指引导穿刺活检，提出了系统前列腺穿刺活检的概念，此后又将穿刺针数增加到 8 ～ 12 针，目前，经直肠超声引导前列腺穿刺成为前列腺穿刺活检的金标准。

在此期间，前列腺癌的放射治疗也发生了重大进展。1978 年 Gottesman 医生在美国 Swedish 医学中心首创经会阴永久粒子植入治疗术，1989 年 Gottesman 和 Mate 医生又共同实施了短暂 HDR 插植治疗。1986 年 Grimm、Haakon Ragde 和 John Blasko 医生进一步发展了经会阴永久性粒子植入术治疗前列腺癌。自 20 世纪 80 年代初期起，前列腺癌的放射治疗又取得了两个重要进展：①直线加速器的出现和适形技术［包括三维适形放疗（3D-CRT）和调强适形放疗（IMRT）］的应用，使大剂量放射线到达盆腔的同时，又减少了对周围正常组织（直肠前壁、前列腺尿道部、股骨头和膀胱颈等）的损伤；②在前列腺内植入放射性物质的过程中，应用图像引导技术（IGRT），克服了原先植入技术的盲目性，在提高了前列腺放疗剂量的同时又很好地保护了周围正常组织，使得该操作更加安全、有效。这两项进展，都提高了肿瘤控制率，又降低了放疗的副作用。

而这一时期由于外科医师们的努力，前列腺癌的手术治疗也越来越有效、安全。此前的手术方式均存在着术后出血、严重尿失禁、性功能丧失等并发症，这都限制了手术的广泛应用。在 20 世纪 70 年代晚期至 20 世纪 80 年代早期，科学家对前列腺及盆腔的解剖学知识不断丰富，Reiner 和 Walsh 在 1979 年发现了背深静脉复合体，Oelrich 在 1980 年发现了尿道横纹括约肌，Walsh 和 Donker 又在 1982 年发现了前列腺周围的神经血管束。这些发现使得手术变得越来越精细，也使得手术相关并发症逐渐下降，并随之兴起了保护神经血管束的前列腺癌根治术，开展该手术可以最大限度减少患者术后性功能障碍和尿失禁的发生。

🫀 何时兴起关于前列腺癌的微创手术？

1983 年 Semn 施行了第 1 例腹腔镜阑尾切除术，1987 年法国里昂的外科医师 Phillipe Mouret 又施行了第 1 例腹腔镜胆囊切除术，这些技术的开展使得手术治疗开始迈入微创化时代。前列腺癌的手术治疗也顺应着潮流，Schuessler 在 1992 年首次成功完成了第 1 例腹腔镜下根治性前列腺切除术，并于 1997 年对这项技术率先做了总结报道。由于该术式技术难度极大（手术时间 8 ～ 11 h），导致该微创手术并未得到广泛接受和推广。法国的 Guillonneau 和 Vallancien 在 1999 年、Abbou 等在 2000 年，通过对原有手术技巧的改进，使腹腔镜下前列腺切除术的手术时间缩短到 200 分以内，再次受到泌尿外科学界的重视。由于该手术不但创伤较小、术后恢复快、术野及解剖结构清晰，而且又能取得和开放手术相似的疗效，于是该手术逐渐替代传统开放手术，成为目前最通用的手术方式。2000 年 7 月，美国 FDA 批准达芬奇机器人手术系统用于普通外科、心外科、妇产科、泌尿外科等手术操作。手术机器人可以提供更加宽阔的视野，有着更准确、灵活的控制能力，能够清楚呈现组织、器官的解剖构造和神经血管束的走行，尤其是在前列腺癌根治术中，最能体现出机器人手术系统的技术优势。自 2000 年开展首例手术机器人前列腺癌根治性切除以来，该术式在国外得到迅速推广，在北欧国家超过一半以上的前列腺癌根治手术由手术机器人完成，而在美国，这一比例更是高达 90%，目前已成为前列腺癌根治手术的又一水准认证的金标准。

💜 内分泌治疗有没有进一步向前发展？

自从内分泌治疗开始应用于前列腺癌后，其不断的改良与进步也使一代代前列腺癌患者从中获益。20 世纪 80 年代，为了同时阻断睾丸和肾上腺来源的雄激素，研究者开始联合应用抗雄激素和去势治疗，即联合雄激素阻断。20 世纪 90 年代，抗雄激素药物例如氟他胺、比卡鲁胺的出现，也丰富了内分泌治疗的内容。而为了延缓激素依赖型前列腺癌进展为去势抵抗性前列腺癌（CRPC），研究者们则提出了间歇内分泌治疗的方案。2002 年 Trachtenberg 等又报告了促性腺素释放激素（GnRH）拮抗剂治疗晚期前列腺癌的临床研究结果，其疗效与 GnRH 激动剂疗效相同，而且避免了使用 GnRH 激动剂最初阶段出现的一过性血清睾酮升高，并能在一定程度上减少相关副作用；该药在 2009 年时通过了美国 FDA 的批准，开始用于前列腺癌的治疗。

💜 去势抵抗性前列腺癌的治疗进展如何？

前列腺癌患者在接受内分泌治疗一段时间后，会对该治疗产生抵抗，即去势抵抗性前列腺癌（CRPC）。CRPC 恶性程度相对较高，预后也相对较差，在研究者们攻克一个前列腺癌"堡垒"后，CRPC 的治疗也被提上日程。1996 年，米托蒽醌和皮质醇开始联合应用于晚期的 CRPC。2004 年，多西他赛被批准为转移性去势抵抗性前列腺癌的标准用药，多西他赛联合泼尼松成为治疗前列腺癌的主要化疗方案。随后，针对这些药物所不能控制的前列腺癌，又逐渐出现了一些新药，包括雄激素合成抑制剂醋酸阿比特龙，以及 2010 年 4 月被美国 FDA 批准的 Sipuleucel-T（一种针对前列腺癌的肿瘤疫苗）。在 2013 年，镭 -233 也被证实可使 CRPC 患者获益。过去的 25 年，针对前列腺癌的不同分期，又开展了多种新的治疗模式，尤其是针对局限前列腺癌，包括前列腺癌冷冻治疗、前列腺癌高能聚焦超声治疗。由于 PSA 检测的应用，大量的低危前列腺癌被检出，主动监测也作为一种合理的治疗手段被写入了前列腺癌的诊疗指南。近些年，又逐渐出现了双膦酸盐、Denosumab 等新药。这些药的问世，使得我们在面对前列腺癌骨转移时不再束手无策。至此，人类 CRPC 的"武器库"已经基本完善。

是否有关于前列腺癌预防的前沿研究？

我们知道如何诊断前列腺癌，也清楚如何治疗前列腺癌，但不禁会问，有没有什么办法能预防前列腺癌呢？科学家们对于这一问题的叩问一直没有结束。在世界范围内，很多药物或者食物预防前列腺癌的研究项目接踵而至，包括著名的前列腺癌预防试验（PCPT）、癌症营养预防试验（NPC）、度他雄胺降低前列腺癌发病试验（REDUCE）、硒和维生素预防癌症试验（SELECT）。但遗憾的是，目前没有任何药物、维生素或者营养补充剂可以有效预防前列腺癌。当然，目前还有一些研究正在进行中，旨在为减少前列腺癌的发病做出贡献。

最近这些年前列腺癌诊断和治疗的
发展趋势是怎样的？

1992 年，美国医学会杂志（JAMA）刊登了加拿大 McMaster 大学一篇题名为"循证医学：医学实践教学的新模式"的文章，循证医学第一次在医学文献中亮相。1992 年英国牛津大学的 Iain Chalmers 及其同事成立了英国 Cochrane 中心，为循证医学实践提供证据。此后，循证医学在世界范围内迅速兴起。而循证医学的引入也大大促进了泌尿外科的发展，一项项证据的问世，使得前列腺癌患者有机会接受对他们最佳的治疗方案。与此同时，也有越开越多针对前列腺癌的随机对照研究在全世界范围内开展，涉及手术方式的选择、放疗的使用、内分泌治疗的方案，以及

PSA 的应用等。1998 年，Anthony D'Amico 为了预测局限前列腺癌治疗后生化复发的危险，根据 PSA、数字直肠检查、Gleason 评分等指标把前列腺癌患者分为低危、中危、高危组，后来该分级系统得到了越来越广泛的应用，包括预测生存期、临床进展等。该风险分级系统的应用，也为前列腺癌个体化治疗奠定了基础。

Paul Lauterbur 和 Peter Mansfield 因为在磁共振成像（MRI）上的研究，获得了 2003 年诺贝尔医学和生理学奖，也使得前列腺癌的影像学诊断水平再度飞跃。目前 MRI 的技术日益精进，使得医师们对前列腺癌的诊断更加精准。此外，最近兴起的 MRI 引导下前列腺穿刺活检术，大大提高了前列腺癌诊断率，且因其穿刺针数较少而使得患者痛苦更少。

在 2000 年，人类基因组草图完成。这项工作于 20 世纪 90 年代开始，由美国、中国、法国、德国、日本以及英国的遗传学家共同完成了这项工作。此后，针对前列腺癌的遗传学和基因研究如雨后春笋般快速兴起，寻找到前列腺癌的相关基因靶点，并最终攻克前列腺癌成了科学家们的一致追求。陆陆续续也有很多新的癌基因靶点作用药物问世，这些都可能成为未来人类彻底征服前列腺癌的利器。

2010 年 Viktor Mayer-Schönberger 发表了《大数据时代》，成为了大数据商业应用的第一人，而医学领域的发展也朝着大数据的方向悄然前进。成立于 1973 年的 SEER(监测、流行病学和最终结果) 医疗保险数据库，因为其数据翔实且规模宏大，为探讨肿瘤的流行病学、危险因素、最佳治疗方案和预后，提供了宝贵的资源。而基于 SEER 数据库的大量研究，却得到了一个惊人的结论，即 PSA 的广泛应用增加了前列腺癌的检出率，却并没能改善前列腺癌的死亡率，反而因为该检查的实施而增加了约 30 亿美元的医疗负担。2010 年 3 月，PSA 的发现者 Ablin 也撰文声讨 PSA 筛查的应用。2012 年，美国预防服务工作小组（USPSTF）也不再推荐例行的前列腺特异性抗原（PSA）筛查。

2015 年初，美国奥巴马政府提出为精准医疗项目划拨 2.15 亿美元的研究经费，宣告着医学开始逐渐进入"精准医学"阶段。在美国，男性一生中罹患前列腺癌的概率为 16%，但大多数前列腺癌具有缓慢的生长方式和低度的侵袭行为，真正的致死率仅为 3%。曾经有个很形象的理论，即人的寿命如果足够长，一定会得癌症，且癌症一定会逐渐发展到晚期。可大部分前列腺癌因为其极低的危险度，还没发展到可以对人体构成危害，患者便已因为其他疾病或者自然原因去世了。尽管这样，我们却不得不面对这样一个事实，前列腺癌患者中尚有一部分在发病之初就有着较高的危险度。如何辨别高危前列腺癌和所谓"惰性"前列腺癌，如何早期诊断并进行危险程度分级，也成为了"精准医学"时代学科研究的潮流。很多机构都提出了相关的判别标准，包括 Epstein 标准、Sloan-Kettering 纪念肿瘤中心标准、国际前列腺癌研究-主动监测标准等。也有越来越多的新的检测手段和指标不断问世，诸如前列腺健康指数（PHI）、尿 PCA3 评分、4Kscore、组织 TMPRSS2-ERG 融合基因、循环肿瘤细胞等，前两项已被美国 FDA 批准用于前列腺癌的早期诊断和危险程度分级，使得前列腺癌的筛检更加精确。

除了以上这些，还有大量关于前列腺癌的研究风靡全球，研究内容涉及各种不同的治疗方法，以及针对生长途径、信号转导通路、血管内皮生长因子通路的靶向治疗药物以及单克隆抗体。每年全世界都有大量的研究经费投入到前列腺癌的研究中，所有这些努力，都是为了一个共同的目的：让人类不再遭受前列腺癌的困扰。

附　录

前列腺癌患者信息登记表

姓名：＿＿＿＿＿　　　年龄：＿＿＿＿　　　联系方式：＿＿＿＿＿＿＿＿

前列腺癌信息：

PSA 值：＿＿＿＿＿＿＿ng/ml（日期：＿＿＿年＿＿月＿＿日）

PSA 值：＿＿＿＿＿＿＿ng/ml（日期：＿＿＿年＿＿月＿＿日）（若复查过 PSA 可填写该栏）

直肠指检结果：

_____

前列腺穿刺病理结果：

_____

Gleason 评分：＿＿ + ＿＿ = ＿＿＿＿

临床分期：＿＿＿＿＿

影像学资料：

骨扫描结果：

_____

CT/MRI 结果：

_____

其他检查结果：

_____

治疗方式:（日期：＿＿＿年＿＿月＿＿日）

☐等待观察　　　　☐根治性前列腺切除术　　☐放射治疗（近距离照射）

☐放射治疗（外放射）　☐内分泌治疗　　　　☐其他

手术治疗者：

术后病理结果：

_____

术后 Gleason 评分：＿＿ + ＿＿ = ＿＿＿＿　手术标本切缘：☐阴性　　☐阳性

术后病理分期：＿＿＿＿＿＿＿

治疗后随访：

第 1 次（＿＿＿年＿＿月＿＿日）：

（续）

PSA 值 _____ng/ml，其他检查：

_____

第 2 次（_____ 年 ___ 月 ___ 日）：

PSA 值 _____ng/ml，其他检查：

_____

第 3 次（_____ 年 ___ 月 ___ 日）：

PSA 值 _____ng/ml，其他检查：

_____

第 4 次（_____ 年 ___ 月 ___ 日）：

PSA 值 _____ng/ml，其他检查：

_____

医生的建议：

1. _____
2. _____
3. _____
4. _____
5. _____

英文缩写与中文对照表

英文缩写	英文全称	中文
ADT	Androgen Deprivation Therapy	雄激素剥夺治疗
AHT	Adjuvant Hormonal Therapy	辅助内分泌治疗
BMI	Body Mass Index	体重指数
CRPC	Castration Resistant Prostate Cancer	去势抵抗性前列腺癌
CT	Computerised Tomography	计算机断层扫描
DNA	Deoxyribonucleic Acid	脱氧核糖核酸
DRE	Digital Rectal Examination	直肠指检
EBRT	External Beam Radiotherapy	外放射治疗
f PSA	free PSA	游离 PSA
IMRT	Intensity-Modulated Radiatiotherapy	调强适形放疗
LHRH	Leuteinising Hormone Releasing Hormone	促黄体素释放激素
LH	Luteinising Hormone	促黄体素
IGRT	Image-Guided Radiation Therapy	图像引导技术
IHT	Intermittent Hormonal Therapy	间歇内分泌治疗
MRI	Magnetic Resonance Imaging	磁共振扫描
NHT	Neoadjuvant Hormornal Therapy	新辅助内分泌治疗
PIN	Prostate Intraepithelial Neoplasia	前列腺上皮内瘤变
PSA	Prostate Specific Antigen	前列腺特异性抗原
PSAD	PSA Density	PSA 密度
PSADT	PSA Doubling Time	PSA 倍增时间
PSAV	PSA Velocity	PSA 速率
RNA	Ribonucleic Acid	核糖核酸
t PSA	total PSA	总 PSA
TRUS	Transrectal Ultrasonography	经直肠超声检查
TURP	Transurethral Resection of the Prostate	经尿道前列腺切除术
3D-CRT	Three-Dimensional Conformal Radiotherapy	三维适形放疗

词汇表

A

癌

细胞增殖、消亡的过程是由特定的基因进行调控的，当这些基因出现异常时，细胞会增殖得更快，却消亡得更慢，便会出现大量、无序的生长，即我们所俗称的"癌"。

D

等待观察

是指已经明确前列腺癌诊断的患者，暂时不接受治疗，通过密切观察、随访，直到出现局部或全身症状，才对其采取一些姑息性治疗来缓解症状。这种方式相对被动，即暂时不进行治疗，待出现症状之后再治疗，也多只是进行一些姑息治疗，没法达到治愈目的。

单一抗雄激素治疗

英文缩写为 AAM，主要有类固醇类抗雄激素药物和非类固醇类抗雄激素药物。

F

放射治疗

就是利用放射线（如放射性同位素产生的 α、β、γ 射线和各类 X 射线治疗机或加速器产生的 X 射线、电子线、质子束）及其他粒子束等治疗恶性肿瘤的一种方法。

G

Gleason 分级

应用最广泛的前列腺癌分级系统，它是由一位名叫 Gleason 的病理学家最早于 1974 年提出的。在显微镜下相对低倍放大时，根据前列腺癌的腺体结构特征确定 Gleason 分级。按照细胞分化程度的不同，可分为 1 ～ 5 级。

J

局限前列腺癌

还没有突破前列腺包膜的前列腺癌。

进展性前列腺癌

已经突破前列腺包膜的前列腺癌。

近距离照射治疗

即将放射源密封后直接放入人体的天然腔内或放入被治疗的组织内进行照射，包括腔内照射、组织间照射等。

间歇内分泌治疗

英文缩写为 AHT，前列腺癌往往是雄激素依赖性的，内分泌治疗一段时间后，逐渐对激素产生非依赖，从而使得内分泌治疗无效。间歇治疗就是治疗一段时间后停药，经过一定的间歇期再重新开始用药。

L

临床前列腺癌

随着年龄的增长和各种不利因素的刺激，组织学前列腺癌会不断发展，产生症状，就会成为威胁人体健康的"临床前列腺癌"。

N

内分泌治疗

即雄激素剥夺治疗，英文缩写为 ADT。以前，医学上主要通过去势和阻断雄激素与受体结合来进行 ADT 治疗。最近新开发和应用的雄激素生物合成抑制剂又为内分泌治疗增添了新的药物和治疗方法。其他策略则包括抑制肾上腺来源的雄激素合成，以及抑制睾酮转化为双氢睾酮等。

P

PSA 密度

即血清总 PSA 值与前列腺体积的比值，有助于区分良性前列腺增生症和前列腺癌造成的 PSA 升高。

PSA 速率

即连续观察血清 PSA 水平的变化，前列腺癌的 PSAV 显著高于良性前列腺增生症和正常人。

Q

前列腺

前列腺是男性最大的附属性腺，亦属于人体外分泌腺之一。它可分泌前列腺液，是精液的重要组成成分。

前列腺特异性抗原

英文缩写为 PSA，它是一种含有 237 个氨基酸的单链多肽，属于具有组织特异性的有糜蛋白酶样作用的丝氨酸蛋白酶族，可以分解精液中的主要胶状蛋白，有稀释精液的作用。PSA 只存在于前列腺的上皮细胞内，因此具有器官特异性，但它不具有肿瘤特异性。

前列腺上皮内瘤变

英文缩写为 PIN，由结构良性、覆盖着不典型上皮细胞的前列腺腺泡或腺管构成，分为低级别 PIN 和高级别 PIN。这里所说的不典型上皮细胞是介于正常细胞和癌细胞之间的状态。高级别 PIN 是一种癌前病变。

前列腺癌的辅助内分泌治疗

英文缩写为 AHT，是指前列腺癌根治性切除术后或根治性放疗后，辅以内分泌治疗。目的是治疗切缘残余病灶、残余的阳性淋巴结、微小转移病灶，提高长期存活率。

全身骨扫描

该检查有助于判断前列腺癌准确的临床分期。检查前先要注射放射性药物（骨显像剂），待骨骼充分吸收，一般需 2 ～ 3 小时后再用探测放射性的显像仪器探测全身骨骼放射性分布情况。若某处骨骼对放射性的吸收异常增加或减退，即有放射性异常浓聚或稀疏现象。

去势抵抗性前列腺癌

英文缩写为 CRPC，是指经过初次持续雄激素剥夺治疗（ADT）后疾病依然进展的前列腺癌。需要同时满足 2 个条件：①血清睾酮达去势水平 [< 50 纳克 / 毫升（ng/ml）或 < 1.7 纳摩尔 / 升（nmol/L）]；②间隔 1 周，连续 3 次 PSA 上升，较最低值升高 50% 以上。

S

筛查

是指运用快速、简便的检验、检查或其他措施，在人群中发现那些表面健康，但可疑有病或存在缺陷的人。

生化复发

在根治性前列腺切除术后，连续 2 次血清 PSA 水平超过 0.2 ng/ml 提示前列腺癌生化复发。放疗后 PSA 水平升高超过 PSA 最低值 2 ng/ml 或 2 ng/ml 以上时被认为有生化复发。

手术去势

因为人体 95% 雄激素都是由睾丸产生的，进行双侧睾丸切除可以快速将血液循环中睾酮水平降至 50 ng/dl 以下，此状态即可被认为是雄激素去势水平。

T

TNM 分期

T 分期表示原发肿瘤的局部情况；N 分期表示淋巴结情况；M 分期表示转移情况，主要针对骨骼转移。

体重指数

英文缩写为 BMI，是用体重除以身高的平方得出的数字，其中身高用"米"为单位，体重用"千克"为单位。

W

外放射治疗

即从体外利用放射线对肿瘤进行治疗。

Y

药物去势

在天然促黄体素释放激素（LHRH）分子的某些位置替换一个氨基酸，可人工合成 LHRH 类似物（LHRH-a），包括 LHRH 激动剂和 LHRH 拮抗剂。这些人工合成的 LHRH 激动剂和拮抗剂，对垂体的刺激不是脉冲性刺激而是持续刺激，最终使得垂体合成的促黄体素（LH）水平下降，即药物去势。

Z

组织学前列腺癌

前列腺由实质部分与间质部分组成。实质部分由大量的腺泡上皮细胞构成。当腺泡上皮细胞因为各种基因上的异常，出现大量无序的生长时，便会产生前列腺癌。这个时候患者往往不会有任何症状，体检或者做磁共振检查也不会发现，只能称为"组织学前列腺癌"。

直肠指检

大多数前列腺癌起源于前列腺的外周带，考虑到前列腺紧邻着直肠前壁，因此可以通过直肠指检来检查前列腺。检查时，将手指伸进肛门，感受前列腺的大小、质地、有无结节等。

主动监测

是指已经明确前列腺癌诊断，可以进行治愈性治疗（手术和放疗）的患者，因为担心生活质量、手术风险等因素，不立即进行主动治疗而选择严密随访，但是积极地复查和监测，适时采取更积极的治疗方式。

最大限度雄激素阻断

英文缩写为 MAB，这种方式可以同时去除或阻断睾丸来源和肾上腺来源的雄激素。常用的方法为去势治疗加非类固醇类抗雄激素药物（比卡鲁胺和氟他胺）。

索引词表